RECHERCHES CLINIQUES

SUR

LE CŒUR, LE POULS

ET LA TENSION ARTÉRIELLE

DANS QUELQUES CONVALESCENCES

PAR

Maurice ACHARD

DOCTEUR EN MÉDECINE

INTERNE DES HÔPITAUX DE MARSEILLE (CONCOURS 1904)
LAURÉAT DE LA FACULTÉ DE MÉDECINE DE MONTPELLIER (BOURSE DUBREUIL
1220 FRANCS). — (CONCOURS 1904)

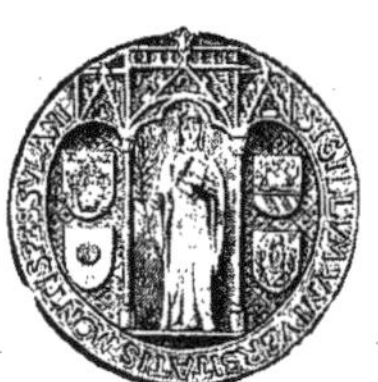

MONTPELLIER

IMPRIMERIE Gustave FIRMIN, MONTANE et SICARDI
Rue Ferdinand-Fabre et Quai du Verdanson

1906

RECHERCHES CLINIQUES

SUR

LE CŒUR, LE POULS

ET LA TENSION ARTÉRIELLE

DANS QUELQUES CONVALESCENCES

PAR

Maurice ACHARD

DOCTEUR EN MÉDECINE

INTERNE DES HÔPITAUX DE MARSEILLE (CONCOURS 1904)
LAURÉAT DE LA FACULTÉ DE MÉDECINE DE MONTPELLIER (BOURSE DUBREUIL
1220 FRANCS). — (CONCOURS 1904)

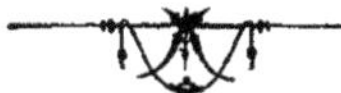

MONTPELLIER

IMPRIMERIE Gustave FIRMIN, MONTANE et SICARDI
Rue Ferdinand-Fabre et Quai du Verdanson

1906

A MA FIANCÉE

M. ACHARD.

A LA MÉMOIRE DE MA MÈRE
ET DE MADAME A. ANTELME, NÉE ARTUS

A MON PÈRE
ET A MON FUTUR BEAU-PÈRE M. PAUL ANDRÉ (MARTIGUES)

A MON BEAU-FRÈRE ET A MA SOEUR
MONSIEUR ET MADAME VICTOR JOURDAN

A MON AMI LOUIS-XAVIER ANTELME
DE L'ÉCOLE DES HAUTES ÉTUDES COMMERCIALES DE PARIS

A TOUS MES PARENTS

A MES AMIS

M. ACHARD.

A MONSIEUR Ch. FLAHAULT

PROFESSEUR A LA FACULTÉ DES SCIENCES DE MONTPELLIER

MEMBRE CORRESPONDANT DE L'INSTITUT

DIRECTEUR DE L'INSTITUT DE BOTANIQUE DE L'UNIVERSITÉ DE MONTPELLIER

CHEVALIER DE LA LÉGION D'HONNEUR

Hommage respectueux

A MONSIEUR F. JADIN

DOCTEUR ÈS SCIENCES

PROFESSEUR A L'ÉCOLE SUPÉRIEURE DE PHARMACIE

Affection et gratitude de l'Ami et Compatriote

A MONSIEUR C. ODDO

PROFESSEUR A L'ÉCOLE DE MÉDECINE DE MARSEILLE

MÉDECIN DES HOPITAUX DE MARSEILLE

M. ACHARD.

INTRODUCTION

Pendant la convalescence des maladies aiguës, les fonctions antérieurement altérées par l'état morbide, tendent à se rétablir au fur et à mesure que les forces reviennent et que disparaissent les derniers désordres locaux.

Les fonctions circulatoires, suivant cette grande marche en avant de tout l'organisme vers la santé, tendent, elles aussi, à revenir à leurs conditions normales, mais elles peuvent conserver pendant un certain temps quelques-uns des troubles qui se sont montrés pendant la maladie et présenter, en outre, plusieurs phénomènes propres à la convalescence.

Ce sont toutes ces modifications de l'appareil circulatoire chez les convalescents que nous venons exposer ici, d'après nos recherches et nos observations personnelles. Mais, avant d'aborder cette étude, il est nécessaire d'expliquer la marche que nous avons suivie et la méthode employée pour surmonter certaines difficultés et réaliser le plus possible les mêmes conditions d'observation et d'expérience.

Nous n'avons choisi, comme sujets, que des convalescents adultes, hommes et femmes, n'ayant eu, antérieurement à leur maladie précédente, aucune lésion ou tare de l'appareil circulatoire, et quelques enfants que nous avons étudiés séparément. Nos recherches ont été faites tous les matins à la même heure, le sujet étant au lit allongé et au repos d'abord, puis dans la même position encore, mais après un exercice musculaire toujours le même pour tous et consistant dans la montée rapide et la descente d'un escalier d'un étage. Après l'examen complet du cœur, du pouls et de la tension artérielle dans chacune de ces conditions, nous terminions par une observation attentive des troubles de la circulation périphérique.

Les divers résultats obtenus par ces investigations, toutes cliniques, forment le sujet de notre travail, que nous avons divisé, pour la commodité de la description, en cinq chapitres.

Dans le premier chapitre, nous avons résumé l'historique de la question, jusqu'à nos jours, et relaté brièvement le côté original d'une partie de nos recherches.

Le second chapitre renferme toutes les données fournies par nos examens cliniques sur l'appareil circulatoire pendant quelques convalescences en particulier.

Nos recherches sur l'influence du travail musculaire, sur l'activité cardiaque et la tension artérielle chez les convalescents forment l'objet du troisième chapitre.

Dans un quatrième chapitre sont consignés la plupart de nos tracés et nos observations.

Enfin, nous résumons, dans un dernier chapitre, les principaux caractères du cœur , du pouls et de la tension artérielle chez les convalescents en général, en essayant de déduire de ces considérations quelques indications thérapeutiques propres à relever rapidement l'état général de la convalescence.

RECHERCHES CLINIQUES

SUR

LE CŒUR, LE POULS

ET LA TENSION ARTÉRIELLE

DANS QUELQUES CONVALESCENCES

CHAPITRE PREMIER

HISTORIQUE

Les auteurs anciens interrogeaient le cœur et le pouls dans diverses maladies pour en apprécier surtout la fréquence et la force. Ils tiraient de ces deux caractères d'importants enseignements cliniques et la raison même de leurs pronostics. Mais, dès que disparaissaient tous les phénomènes morbides, ils n'attachaient que peu d'importance à l'exploration de l'appareil circulatoire, si bien que les premiers travaux sur les modifications de cet appareil dans les convalescences sont de date relativement récente.

Graves, dans ses cliniques, mentionne les principaux caractères du cœur et du pouls chez les convalescents et montre combien, chez ces sujets, les pulsations sont générale-

ment faibles, inégales, accélérées ou ralenties et sous la dépendance de la moindre influence morale ou physique. Quelques auteurs contemporains confirment ces constatations cliniques en s'étendant plus longuement sur les diverses altérations cardiaques, palpitation, arythmie, affaiblissement des
bruits, si communs dans les convalescences, mais n'ajoutent
guère plus aux caractères déjà connus du pouls.

C'est qu'il leur manquait les moyens précis que devait
fournir plus tard l'application des procédés et des instru-
ments physiques à l'étude plus complète de l'appareil circulatoire en général et du pouls en particulier.

Il faut arriver à Lorain (1870), pour trouver des notions
nouvelles sur la forme et rythme du pouls dans les convalescences. Par ses recherches sphygmographiques, il compléta
le premier les caractères du pouls dans cet état spécial en éta-
blissant qu'il est lent, irrégulier et polycrote.

Charvot (1872), Rathery (1875), décrivent les divers accidents de la convalescence et font une étude très importante
du cœur et du pouls.

Hutinel (1883), dans sa thèse d'agrégation sur la convalescence et les rechutes de la fièvre typhoïde, s'attache tout particulièrement aux modifications que subit l'appareil circulatoire dans la défervescence de cette pyrexie, mais ne parle
que rapidement des phénomènes de tension vasculaire antérieurement signalés par Basch et Potain.

Plus récemment, Landouzy et Siredey apportent une contribution nouvelle à l'étude de l'appareil cardio-vasculaire
dans la convalescence, en décrivant les localisations angio-
cardiaques typhoïdiques et leurs conséquences immédiates,
prochaines et éloignées. Hubard. dans son Traité des maladies du cœur et des vaisseaux et dans ses consultations médicales, ajoute aux nombreuses altérations du cœur et du pouls

chez les convalescents, des éléments originaux de pathogénie.

Da Costa, Bacaloglu (1900), Mollard (1900), Gilbert (1902), reprennent la question des modifications de l'appareil circulatoire dans la convalescence de la dothiénentérie et en donnent une étude très approfondie, mais n'insistent guère sur les phénomènes de tension artérielle concomitante, pas plus que les divers auteurs des nombreux traités de médecine du reste.

Il restait à compléter les travaux précédents par une étude de la tension artérielle dans les convalescences ; c'est ce qu'ont entrepris de nos jours, Alezais et François, P. Teissier, Vaquez et Tchillian, pour celle de la fièvre typhoïde.

Reynaud et Cotte (1901), dans leurs recherches sur la tension artérielle chez les varioleux, ont fourni quelques observations et relevés se rapportant aux premiers jours de la convalescence. Desnos et Huchard ont plus particulièrement insisté sur les altérations cardio-vasculaires dépendant de cette infection.

Gilbert et Castaigne, François et Reynaud ont noté, chez les convalescents de pneumonie, des phénomènes d'hypotension accompagnant des modifications du cœur et du pouls.

Enfin, au Congrès de médecine (1904), MM. Bosc et Vedel dans leurs communications sur la tension artérielle dans les maladies, ont déterminé toutes les causes qui l'influencent et établi aussi l'action directe de la convalescence.

L'état du cœur, du pouls et de la tension artérielle chez les convalescents paraissait désormais établi, quand Oddo, par ses récents travaux sur l'hyposthénie cardio-vasculaire chez les derniers, entrepris en commun avec nous, a ajouté un nouveau chapitre à l'histoire de l'appareil circulatoire dans les convalescences.

Tandis que les auteurs précédents s'étaient bornés, dans

leurs considérations sur l'appareil cardio-vasculaire chez les convalescents, à ne citer que les modifications organiques déjà signalées, avec quelques additions sur la tension artérielle au repos, Oddo et nous-même avons pensé à observer, en outre, l'influence que pourrait avoir sur la tension, l'exercice musculaire.

Ce sont tous les phénomènes que nous avons relevés du côté du cœur, du pouls et de la tension artérielle dans quelques convalescences, que nous avons essayé de développer ici, en insistant surtout sur les particularités de la tension au repos et après une fatigue musculaire.

Quelques détails sur la vaso-motricité chez les convalescents viennent compléter notre contribution à l'étude du cœur, du pouls et de la tension artérielle dans les convalescences.

CHAPITRE II

Parmi toutes les pyrexies, la dothiénentérie est celle qui nous réserve, dans la convalescence, les altérations les plus variées de l'appareil circulatoire. Ces désordres s'expliquent, du reste, quand on songe aux troubles profonds de l'innervation vaso-motrice, dans cette maladie, et à l'anémie qui la suit.

En examinant le convalescent au lit, le matin et au repos, on trouve ordinairement le cœur assez régulier, mais faible et ralenti, surtout chez celui qui n'a été que légèrement atteint. Après une forme grave, et en général chez les femmes et les enfants, l'accélération est la règle. Ces caractères se transforment vite sous la moindre influence physique ou morale, dénotant ainsi une extrême excitabilité de l'organe. On voit alors le cœur s'accélérer notablement, gagner 10, 20 et 30 pulsations à la minute, acquérir une force et une brusquerie très grandes, devenir même arythmique avec de véritables intermittences et sensations douloureuses au niveau de la pointe. Dans quelques cas, l'arythmie est cadencée (arythmie rythmée), et d'autres fois, elle coïncide avec de fausses intermittences caractérisées par l'absence d'une pulsation artérielle, bien que le cœur ait eu sa pulsation trop faible pour se transmettre à l'artère radiale.

Quelques convalescents présentent, avec l'arythmie, un

bruit de galop bien net et imputable soit aux altérations du myocarde, soit aux troubles plus manifestes de l'innervation cardiaque (Huchard).

Les sujets atteints antérieurement d'une forme grave et se trouvant encore en hypotension marquée, avaient, dans les premiers jours qui suivaient la fin de la défervescence, des modifications des bruits du cœur. Le premier bruit était voilé, quoique le second parût aussi légèrement assourdi. On n'observe guère d'embryocardie vraie dans les convalescences succédant aux atteintes les plus fortes ; tout au plus relève-t-on une accélération plus grande des battements cardiaques qu'accompagne une légère arythmie. Ces derniers caractères sont peu persistants et sans doute sous la dépendance de l'action du poison typhique sur les appareils d'innervation cardiaque.

Certains convalescents, au cœur faible et arythmique, présentent, au début, quelques souffles dont le plus net est médiocardiaque et ne se propage guère. Ce souffle apexien s'accompagne dans quelques cas de souffles cardio-pulmonaires. Ces derniers, qui ne sont que des souffles anémiques, durent peu de temps et s'améliorent rapidement dès que les forces reviennent.

Si l'on recommande à la plupart des convalescents d'inspirer et de retenir ensuite pendant quelques secondes l'air inspiré, on note clairement le dédoublement du deuxième temps et un éclat du deuxième ton au niveau de l'orifice pulmonaire. Ces deux indices semblent établir un certain degré d'instabilité dans la tension pulmonaire.

Résumant toutes les modifications cardiaques observées chez les convalescents de fièvre typhoïde — si diverses qu'en aient été les formes — on arrive à établir presque un véritable syndrome, suivant la remarque de Mollard. On trouve donc, généralement chez ces sujets, en partie ou en totalité, suivant l'époque de la convalescence, ces divers phénomènes :

1° A la palpation : un choc précordial bien atténué, mais rapidement violent sous la moindre influence et une légère déviation de la pointe en dehors et en bas chez quelques-uns.

2° A l'auscultation : un affaiblissement du premier bruit, ou des deux bruits (peu fréquent), des souffles médio-cardiaques et cardio-pulmonaires, de la tachycardie, de l'arythmie, des bruits de galop et, dans les inspirations profondes suivies d'une pause, un dédoublement du deuxième temps avec éclat du deuxième ton au niveau de l'orifice pulmonaire.

Le précédent tableau comprend à peu près toutes les modifications cardiaques observées dans la convalescence de la fièvre typhoïde. Au fur et à mesure que la santé s'affirme, la plupart de ces désordres disparaissent, si bien que, vers le vingtième jour de la convalescence, il est difficile de les constater, surtout chez ceux qui n'ont été atteints que légèrement. Par leurs caractères, ces altérations ne semblent guère différer de celles de la période fébrile et cela se peut expliquer si l'on songe au profond affaiblissement du cœur sous l'influence de la toxine dothiénentérique. Pour Chantemesse et Lamy, le système nerveux central et périphérique aurait une bien plus grande part dans la production de toutes ces modifications cardiaques. Rendu, Tripier et Devic partagent aussi cette interprétation. Du reste, Romberg a bien démontré, par ses recherches histologiques des altérations de certaines branches du péricarde et des rameaux avoisinant, une division de leurs troncs.

Huchard, dans son article sur les complications cardiaques de la fièvre typhoïde (*Soc. méd. des Hôpitaux*, 1894), n'est pas un partisan exclusif de la myocardie, mais demeure moins affirmatif que Landouzy et Siredey, qui admettent la possibilité d'une myocardite typhique et de cardiopathies nerveuses coexistant ou non.

Mollard, décrivant les troubles cardiaques qu'il a observés dans la convalescence de la fièvre typhoïde (*Revue médicale* 1900), arrive à cette conclusion qui est aussi la nôtre : concomitance d'altérations du myocarde et de troubles de l'innervation cardiaque par l'action antérieure du poison éberthien.

Le pouls offre plusieurs caractères très importants à étudier, car ils mesurent en quelque sorte le degré de faiblesse du convalescent ; ces caractères sont relatifs à la fréquence et à la force des pulsations. Suivant les remarques de Graves, et observant les différents sujets dans la position horizontale et dans la station debout, pour connaître la fréquence comparative du pouls, on arrive à établir que la différence reste proportionnelle à la faiblesse de l'individu. Dans certains cas, les pulsations augmentent de 20, 30 et même 50 de plus que dans la position horizontale, mais, dès que le sujet est de nouveau couché, le pouls revient rapidement à sa fréquence primitive. En augmentant de fréquence, le pouls perd généralement de sa force et devient petit, même filiforme et ne retrouve que lentement sa vigueur initiale, de telle sorte que le retour à la normale s'effectue d'une façon différente en ce qui concerne la fréquence et la force des pulsations.

Chez les sujets qu'une bonne alimentation n'a pas encore complètement fortifiés, il est fréquent de trouver un pouls intermittent et parfois irrégulier. Cette irrégularité n'atteint généralement que le rythme et se manifeste tout particulièrement chez les jeunes, alors que les sujets avancés en âge joignaient fréquemment l'intermittence du pouls à l'irrégularité.

En somme, la majorité des convalescents typhiques présente, au début, un pouls légèrement accéléré qui se transforme en une accélération très vive sous le moindre effort ; mais, dans des conditions toujours égales, ce pouls devient, après quelques jours de convalescence, plutôt lent. Il reste faible chez ceux qui sont longs à se remettre et plein chez ceux que la maladie antérieure n'a pas gravement atteints. Très souvent, on le trouve irrégulier et parfois même dicrote.

Ce dicrotisme n'a rien qui doive étonner, puisqu'il coïncide la plupart du temps, avec une tension plutôt faible, allant de 13 à 11 cm. de Hg. On sait, depuis les recherches de M. Oddo, que la vitesse de décontraction du muscle cardiaque n'est pas le seul élément nécessaire pour la production du pouls dicrote, et qu'il faut qu'il s'y joigne un certain degré d'hypotension et une grande élasticité des parois artérielles augmentée, chez certains sujets, par la diminution de la tonicité des muscles lisses des vaisseaux, comme c'est le cas chez beaucoup de nos convalescents.

A ces caractères du pouls viennent se joindre, dans les convalescences, des formes graves, des modifications vasomotrices fort prononcées, surtout dans la station debout. On peut, dans ce cas, voir les jambes se congestionner, se cyanoser, au contraire de la face qui pâlit, s'anémie. Ces troubles sont parfois si marqués, que les membres inférieurs s'œdématient en prolongeant tant soit peu la durée de la station verticale et en se congestionnant, donnent même l'impression d'une véritable érythromélalgie. Vulpian cite un cas de ce genre (*Traité des vaso-moteurs*), Hutinel un autre, et nous-même en avons consigné un dans nos observations.

A côté de ces modifications il est fréquent d'observer du dermographisme en effleurant légèrement l'épiderme des convalescents. Ces faits viennent utilement s'ajouter aux précédents, pour démontrer la diminution du tonus vasculaire et la faiblesse de réaction des vaisseaux dans la convalescence de la fièvre typhoïde.

En raison de l'atteinte portée au cœur par le *rhumatisme*, il est de quelque intérêt de suivre les modifications de cet organe et celles du pouls dans cette convalescence. Nous avons observé, à cet effet, plusieurs rhumatisants, sans désordres antérieurs de l'appareil circulatoire, et qui présentaient, dans la minorité des cas, à peine quelques signes d'endocardite en évolution.

Aux premiers jours de la convalescence, les altérations du rythme cardiaque sont fréquentes chez la plupart des sujets dont les accès de rhumatismes furent violents et de longue durée. Celles-ci consistent surtout en des irrégularités que le simple effort respiratoire met plus nettement encore en évidence. Les intermittences sont cependant assez rares, de même que les phénomènes d'angoisse précordiale, accompagnant toute arythmie douloureuse. Par contre, les bruits du cœur sont fréquemment modifiés à cette époque, surtout le premier, qui est souvent assourdi. Dans un cas, le second bruit était aussi plus ou moins voilé et doux. Ces dernières modifications sont sous la dépendance d'une endocardite rhumatismale, sans aucun doute, et plus en rapport avec la période aiguë qu'avec la convalescence proprement dite.

Les souffles cardiaques sont plutôt rares, sauf chez ceux à endocardite déjà ancienne. L'état d'anémie profonde de la plupart, au début de la convalescence, explique la fréquence relative des souffles extra-cardiaques. Ceux-ci sont surtout apexiens, ne se propagent guère, et disparaissent dans les changements d'attitude. A mesure que les forces reviennent, on note leur rareté et leur disparition finale.

Dans les cas où l'éréthisme cardiaque est manifeste, il existe un éclat tout spécial du deuxième ton au niveau de l'orifice pulmonaire. Ce caractère se rencontre aussi parfois chez quelques convalescents, sans éréthisme, mais il est alors bien moins accentué, et surtout peu durable. Il peut coexister avec un dédoublement du deuxième temps chez certains sujets, alors que chez d'autres le dédoublement n'est produit que sous l'influence d'inspirations profondes et souvent répétées.

L'interprétation de ces diverses modifications du côté du cœur est presque la même ici que pendant la maladie. L'action directe du rhumatisme sur le cœur est trop connue déjà et l'on doit faire une large part à l'état d'anémie souvent profonde post-rhumatismale et aux altérations de la tension si fréquentes dans cette convalescence.

Le pouls présente des caractères particuliers et très variés. On le trouve lent, plutôt mou et régulier chez quelques-uns, irrégulier et intermittent chez d'autres. On rencontre ces derniers caractères principalement chez ceux que des crises douloureuses ont antérieurement anémiés et que des sueurs profuses ont affaiblis. Mais il est évident que l'atteinte du cœur par le rhumatisme doit aussi entrer en ligne de compte dans cette pathogénie. Sous l'influence de l'état morbide dont il a été directement affecté, le cœur est doué d'une énergie toute spéciale (Lorain) qui retentit manifestement sur le pouls.

Dès que se modifient les diverses altérations cardiaques déjà signalées, les irrégularités du pouls disparaissent, mais, dans certains cas où le cœur a été plus fortement atteint et présente des signes d'endocardite, on peut observer des intermittences du pouls succédant à une courte série de pulsations régulières.

Au fur et à mesure que la convalescence avance, le pouls conserve toujours ses caractères de lenteur et d'amplitude. Quelquefois, il reste encore irrégulier et même dicrote chez ceux à hypotension marquée.

En général, on ne rencontre pas chez les convalescents de rhumatisme des troubles aussi nets de la circulation périphérique que chez ceux relevant d'une fièvre typhoïde. A peine quelque stase aux membres inférieurs dans la station verticale signale-t-elle une légère parésie des petits vaisseaux que confirme du reste le dermographisme facile à produire.

Dans une maladie comme la *pneumonie* qui n'entraîne pas de déperdition considérable, l'anémie consécutive est peu marquée et la convalescence généralement courte et peu fertile en modifications circulatoires. Il y a donc à ce dernier point de vue une différence essentielle entre l'effet de l'infection typhique et celui de l'infection pneumonique sur l'organisme.

La première laisse des traces infiniment plus profondes et plus durables que la seconde et se caractérise par une faiblesse et une irritabilité plus grande des différents appareils, surtout de l'appareil circulatoire. La pneumonie n'altère généralement pas profondément ce dernier appareil, quoique l'on puisse observer, par les troubles apportés à la respiration, des modifications du côté de la circulation. Mais ces dernières paraissent si légères que M. Stahelin (*Semaine médicale*, 1900) a pu justement dire qu'après une pneumonie le cœur ne réagit pas autrement que chez un sujet sain.

Plusieurs fois cependant, chez des convalescents pneumoniques, on peut constater, deux ou trois jours après la défervescence brusque, alors même que l'auscultation révèle encore un certain travail de réparation progressive, des modifications bien nettes du côté du cœur et du pouls.

Les battements cardiaques sont fréquents et violents à rythme assez régulier. Mais ce qui domine surtout c'est l'éclat du deuxième ton au niveau de l'orifice pulmonaire. Les inspirations prolongées et répétées modifient sensiblement le rythme et la fréquence des battements et produisent un dédoublement assez persistant du deuxième temps.

Les souffles cardiaques et extra-cardiaques n'existent guère ici, contrairement aux convalescences de fièvre typhoïde et de rhumatisme où ils sont ordinairement fréquents. De même, la circulation périphérique n'offre aucune altération et l'on ne trouve ni stase facile dans l'attitude verticale, ni dermographisme.

Tous les phénomènes cardiaques précités ne sont en général que passagers et en rapport avec la première semaine de la convalescence ; ils s'atténuent au fur et à mesure que les derniers signes d'auscultation pulmonaire disparaissent, démontrant ainsi l'influence des troubles apportés à la respiration et par suite à la circulation par l'infection pneumonique.

En suivant un pneumonique depuis son début, on trouve que le pouls, qui est ample, fréquent, facilement dépressible et franchement dicrote à la période d'état, change subitement de forme et de fréquence au moment de la défervescence. A l'accélération et à l'amplitude succèdent dans les premiers jours de la convalescence la lenteur et l'irrégularité parfois accompagnées de dicrotisme. Les pulsations sont encore faibles ; pourtant, vers la fin du premier septénaire de la convalescence, elles changent encore de caractère, et on les trouve un peu plus fortes, toujours lentes, mais irrégulières sans dicrotisme.

Les diverses modifications du pouls sont en majeure partie sous l'influence des altérations de la tension artérielle, si fréquentes pendant et après la pneumonie. Gilbert et Castaigne ont montré par leurs observations que la pneumonie constituée est une maladie hypotensive et que la tension, encore basse aux premiers jours de la convalescence, ne remonte que très lentement. Ces remarques ont été confirmées par Reynaud et François dans leurs observations, et nous-même l'avons constaté et relevé dans nos tracés. Cette hypotension expliquerait certains phénomènes du pouls dans cette convalescence tels que le dicrotisme et la fréquence.

L'adynamie et l'anémie profondes qu'entraîne à sa suite l'infection diphtéritique mettent l'organisme dans des conditions tout à fait inférieures de réaction et de résistance. Aussi les convalescents (adultes et jeunes enfants), dont l'appareil circulatoire a subi l'atteinte de la toxine diphtéritique, présentent-ils au repos, et bien plus nettement au moindre effort, des modifications fort sensibles du côté du cœur et du pouls.

Le cœur est ordinairement en éréthisme et soutient peu l'énergie de sa contraction. H. Barbier (*Soc. Méd. des Hôpit.*, 1900) signale le bruit de galop et une légère dilatation du cœur droit. On rencontre plus aisément une diminution du premier bruit pendant la première quinzaine de la convalescence. Le deuxième bruit est souvent dédoublé au niveau de la base, quelquefois il manque même, c'est le faux-pas.

Les souffles cardiaques sont plutôt rares, et n'existent guère que chez les adultes dont le cœur était primitivement lésé. Les souffles anémiques sont moins rares que les précédents et tout à fait de courte durée, disparaissant dans la majorité des cas vers le huitième ou dixième jour de la convalescence, avec le retour des forces.

Quant au rythme cardiaque, il présente chez la plupart des sujets des particularités toutes spéciales.

Au rythme diversement altéré qu'offre le cœur des convalescents typhiques, pneumoniques, rhumatisants, le convalescent diphtérique oppose une bradycardie presque constante qu'accompagnent dans quelques cas des irrégularités et même des intermittences.

Barbier, Antony, Troisier (*Soc. Méd. Hôp. Paris*, 1901), ont déjà signalé ce caractère du cœur, dans la convalescence de la diphtérie et ont même rapporté plusieurs cas concernant des adultes et des enfants où les battements cardiaques étaient tombés au nombre de 60 (Barbier), 45 et même 35 (Antony).

Pour expliquer cette bradycardie, certains auteurs pensent

à une lésion du myocarde par le poison diphtérique (Antony) ou plutôt à une fatigue très grande du cœur (Troisier). Dans la plupart des cas ces deux raisons viennent s'ajouter à une atteinte plus ou moins profonde de l'innervation cardiaque comme le prouvent les recherches de Vincent sur le rôle joué par les lésions nerveuses dans la production des troubles observés du côté du cœur, troubles que communément on attribue à une myocardite diphtéritique.

Le pouls est généralement plus lent dans la convalescence de la diphtérie que dans la plupart des autres convalescences. Barbier cite un cas où il est tombé à 62 chez un enfant et un autre où il est resté plus de quinze jours au-dessous de 60. Antony a vu également chez des adultes le pouls tomber à 45 pulsations pendant plusieurs jours. Dans une de nos observations recueillies dans le service du professeur d'Astros, grâce à l'obligeance de notre collègue et ami le docteur Léopold Audibert, interne du service, le jeune convalescent présenta 57 à 60 pulsations pendant quelques jours.

A ce caractère viennent se joindre l'ampleur et la dépressibilité très facile du pouls. Lorsque la fréquence des pulsations a lieu, soit primitivement, soit après un simple effort comme la toux, le pouls devient fréquemment irrégulier, mais revient en général assez vite à son rythme précédent dès qu'a cessé l'influence qui le modifiait.

En somme, le pouls des convalescents diphtéritiques est surtout lent, plutôt régulier, assez plein quoique dépressible, ample sans dicrotisme. Lorsqu'une cause quelconque vient accélérer son rythme il suit alors la règle commune et devient petit, mou et souvent filiforme. Les troubles vaso-moteurs existent faiblement chez ces sujets et consistent dans une simple congestion des membres inférieurs dans la station debout qui n'arrivent pourtant pas à se cyanoser. Le dermographisme est ordinairement très facile à produire chez ces convalescents.

Les lésions cardiaques qui se manifestent au cours de la *scarlatine* ont fait l'objet d'importantes études de la part de Hinterberger, Kruckenberg, qui en ont déterminé nettement les localisations. Plus tard, Rillet, Barthez, Bouillaud, Martineau, poursuivant leurs travaux sur les altérations du cœur dans les diverses infections, complétèrent définitivement les recherches antérieures sur les atteintes du cœur dans la scarlatine. La convalescence, moins fertile en accidents de ce genre, n'éveille guère d'intérêt particulier, aussi les modifications du cœur et du pouls n'y furent-elles que brièvement signalées par Eichorst et Potain qui s'en occupèrent les premiers.

En suivant des scarlatineux, pendant tout un mois, à partir de la période de desquamation, on note au début du côté du cœur, soit un peu d'arythmie sans intermittences, ni faux-pas, soit une légère diminution du premier bruit. Chez la plupart, l'impulsion cardiaque est exagérée et s'accompagne d'un retentissement du second bruit.

A la bradycardie des convalescents de diphtérie, ceux de scarlatine opposent généralement une tachycardie très accentuée, surtout ceux qui ont subi une atteinte plus grave.

Dans quelques cas, on a signalé à la pointe un souffle systolique doux se propageant vers l'aisselle, indiquant une insuffisance de la valvule mitrale produite probablement au cours même de la maladie. Ces modifications, d'après Eichorst, seraient loin d'être rares, mais nous devons ajouter que nous ne les avons rencontrées qu'exceptionnellement chez un sujet dans nos sept cas observés. Potain n'est pas non plus un partisan de la fréquence de ces insuffisances dans la convalescence de la scarlatine.

Les souffles extra-cardiaques sont rares et les inspirations

profondes ne produisent guère de dédoublement du deuxième temps. Avec la marche de la convalescence, les quelques
modifications signalées précédemment finissent par disparaître, si bien que, vers le quinzième jour, les fonctions du
cœur sont tout à fait normales.

Le pouls reste généralement rapide chez ces convalescents.
Il est mou et petit dans quelques cas. D'autres fois, il est
plein et dépressible avec une tension artérielle toujours inférieure à la normale. On le trouve souvent irrégulier, surtout
au début et lent vers le dixième ou douzième jour.

Les troubles de la circulation périphérique sont ordinairement nuls ou peu accentués.

Durozier s'occupa un des premiers des altérations cardiaques au cours de *l'érysipèle*, mais ce fut Jaccoud qui, en
1870, en donna la première étude complète. Sevestre, en
1874, leur consacra sa thèse et, après lui, Zuelzer et Denucé
ne firent guère d'additions nouvelles. Les diverses lésions relevées par eux se rattachent surtout aux péricardites, aux
myocardites, aux endocardites. Mais aux premiers jours de
la convalescence, ces différents auteurs ne mentionnent guère
les troubles spéciaux qu'on y relève. Non seulement retrou-
ve-t-on souvent des traces de myocardite antérieure et d'endocardite à localisation mitrale comme d'Astros en a signalé
chez des enfants après un érysipèle (*Presse Médicale*, 1898),
mais encore différentes lésions propres à la convalescence.

Celles-ci comprennent les souffles extra-cardiaques à
maximum d'intensité apexien et sont nettement différenciées
de ceux de la myocardite et de l'endocardite. Le deuxième
ton est plus ou moins éclatant au niveau de l'orifice pulmonaire et, dans la plupart des cas, les inspirations profondes
produisent un dédoublement du deuxième temps et de l'a-
rythmie.

Le rythme est généralement accéléré chez ces convalescents et même irrégulier. Les bruits du cœur sont souvent altérés, surtout le premier, mais ces divers phénomènes ne durent pas longtemps, rarement au delà du quinzième au vingtième jour, et ne laissent pas de lésions persistantes. Sevestre est réservé sur ce point, quoîque H. Roger, dans une statistique de 577 cas, reste affirmatif.

Pendant la convalescence, le pouls compté au repos est généralement accéléré, mou et régulier, il bat en moyenne de 90 à 100 et 120. Mais le moindre effort altère ces caractères. L'on voit alors l'accélération augmenter notablement, l'irrégularité se manifester pendant plusieurs minutes et s'accompagner parfois d'intermittences. Au fur et à mesure que la convalescence est plus avancée, cette excitabilité particulière du sujet disparaît et le pouls redevient plus stable. Vers le vingtième jour de la convalescence, le pouls reste définitivement plein, régulier et plutôt lent.

La circulation périphérique est bien modifiée chez quelques convalescents où la station verticale produit de la cyanose rapide des extrémités et même de l'œdème au début. Le dermographisme est facilement produit chez eux, démontrant la faiblesse de réaction des vaisseaux et la diminution du tonus vasculaire.

CHAPITRE III

INFLUENCE DU TRAVAIL MUSCULAIRE SUR L'ACTIVITE CARDIAQUE DANS LES CONVALESCENTS

. Lorsqu'on soumet un convalescent à certains exercices musculaires, tels que la montée rapide et la descente de l'escalier d'un étage, l'on observe chez lui des modifications du cœur et du pouls encore bien plus appréciables qu'au repos. En général, le cœur s'accélère d'une façon notable et devient arythmique avec des intermittences. Les divers souffles anémiques de la base ou de la pointe disparaissent momentanément et l'on n'entend guère que la force des contractions cardiaques, l'accentuation du deuxième bruit et le dédoublement du deuxième temps. Au bout de quelques minutes, ces caractères s'amendent et le sujet présente dans quelques cas de la bradycardie avec encore un peu d'irrégularité et de la diminution des bruits du cœur. Les contractions sont moins énergiques et trahissent une fatigue évidente du muscle cardiaque surmené ; ce dernier ne retrouve son énergie et ses fonctions régulières qu'au bout d'une dizaine de minutes de repos. Mais le retour au rythme normal reste bien plus tardif.

Le pouls présente une accélération notable, 20, 30 et même 50 pulsations de plus par minute, tandis que le même exercice chez un individu sain ne produit qu'une augmenta-

tion de dix à vingt pulsations. Cette accélération est surtout
fréquente chez les convalescents typhiques, rhumatisants,
érysipélateux, scarlatineux, et dure généralement bien plus
que chez les convalescents de pneumonie et de diphtérie. La
fréquence normale ne revient qu'après un certain temps, une
dizaine de minutes en moyenne. Quelquefois la tachycardie
est moins manifeste dans les premiers jours, mais, par la suite, elle se montre généralement aussi intense et aussi longue,
toutes conditions égales d'ailleurs.

Chez les convalescents de diphtérie, de pneumonie, l'accélération du pouls est plus grande que chez les sujets sains,
mais moindre que chez les autres convalescents. Dans quelques cas les pulsations ne sont guère plus nombreuses que
chez l'individu normal. Plusieurs minutes après l'exercice,
on constate chez ces convalescents une diminution marquée
de la fréquence du pouls, qui revêt même parfois les caractères d'une véritable bradycardie. Celle-ci ne dure guère
plus de deux à trois minutes et bientôt l'accélération se manifeste de nouveau. On peut, avec M. Stahelin, considérer
ces caractères comme « un effet nerveux résultant d'une part
d'une excitation des nerfs modérateurs du cœur et de l'autre
d'une augmentation de la tension vasculaire et de la pression
sanguine.

Lorsque l'exercice est répété, de nouvelles modifications
du pouls ont lieu chez les convalescents de diphtérie et de
pneumonie. »

L'accélération notable du début tombe vite à une fréquence
moyenne qui ne dure guère plus de cinq minutes, au bout
desquelles l'accélération reparaît de nouveau. Le retour à l'é-
tat normal se produit un jour, fait défaut le lendemain et
peut se reproduire le troisième jour.

M. Stahelin cite une observation où « le nombre des pulsations était redevenu normal le premier jour au bout de 30

minutes, par la suite, cette *restitutio ad integrum* manqua constamment, ce qui semble résulter d'un surmenage du cœur affaibli par la maladie ».

Chaque fois que l'exercice est prolongé, l'augmentation de la fréquence du pouls se manifeste et dure parfois plus de vingt minutes. Enfin l'accoutumance à l'effort fait généralement défaut chez ces convalescents.

Il résulte de ces faits une différence notable entre l'effet de la fièvre typhoïde, du rhumatisme, de la scarlatine, de l'érysipèle et celui de la diphtérie et de la pneumonie sur le muscle cardiaque. La grande irritabilité cardiaque que laissent ordinairement les quatre premières de ces affections se traduisent par la fréquence du rythme avant le travail et par l'exagération de l'accélération après un léger exercice musculaire.

Chez les convalescents de diphtérie et de pneumonie, la tachycardie initiale fait d'ordinaire défaut et le cœur ne s'accélère pas d'une façon notable par l'exercice musculaire. Il existe cependant une certaine lenteur dans le retour de la fréquence à la normale et l'accoutumance à l'effort est ordinairement diminuée, cependant que certains centres nerveux présentent une excitabilité que l'on n'observe pas au même degré chez les individus sains et qui se traduit par une tachycardie passagère.

TENSION ARTÉRIELLE CHEZ LES CONVALESCENTS AVANT ET APRÈS LE TRAVAIL MUSCULAIRE.

Bien avant que la sphygmométrie ait pris place dans la pratique courante, les cliniciens avaient constaté le peu de résistance que présente le pouls dans la convalescence. Pour ne citer que Graves, nous rappellerons que cet observateur avait insisté sur ce fait que le pouls des convalescents varie de force en même temps que de fréquence dans les différentes attitudes.

Mais il faut arriver jusqu'à Basch et Potain, les deux pères de la sphygmométrie clinique, pour trouver une étude méthodique de la tension artérielle, au cours des maladies aiguës suivies jusqu'à leur terminaison. C'est surtout dans la fièvre typhoïde que cette étude a été faite et que des particularités ont été relevées dans la tension artérielle à la période de convalescence.

Potain remarque, dans ses belles recherches qui ont été publiées après sa mort, qu'au moment de la défervescence, la pression éprouve quelquefois une chute subite, après quoi elle remonte lentement à la normale durant la convalescence. Parfois cet abaissement persiste fort longtemps, surtout lorsque la maladie a été de longue durée. Potain cite à ce propos quelques faits dans lesquels l'intensité de la diarrhée et des vomissements, des hémorragies répétées, des rechutes successives ont eu pour effet de prolonger l'abaissement de la tension pendant une durée très prolongée. Enfin Potain note l'influence de l'alimentation ; lorsqu'elle est très abondante, elle suffit à déterminer une élévation de la tension qui a pu aller de 10 à 16 centimètres de Hg.

Alezais et François avaient fait des constatations analogues : ils avaient noté que c'est au moment de la défervescence que la pression artérielle tend à son minimum, soit qu'elle se fût maintenue relativement haute, soit qu'elle se fût relevée, qu'elle ait été à peu près régulière ou soumise à des fluctuations durant la période d'état. Cette chute de la tension se fait parallèlement à celle de la courbe thermique, ou plus brusquement ; elle peut la précéder ou retarder. Cette dépression de la défervescence peut être très passagère et pourrait passer inaperçue. Le retour à la normale est très lent, la courbe de tension peut être accidentée. Elle peut même n'être pas ascendante et, après une première ascension, redescendre de nouveau, pour ne remonter que par à-coups successifs. Dans les formes bénignes la chute de la défervescence peut faire défaut, le relèvement durant la convalescence est plus rapide et plus régulier que dans les formes moyennes et graves.

P. Teissier a constaté, comme Alezaïs et François, une chute constante de la pression artérielle au moment de la convalescence, mais cette oscillation est fort peu étendue dans les fièvres typhoïdes bénignes et régulières. L'auteur insiste particulièrement sur ce que l'élévation de la tension artérielle est le témoignage d'une complication ou d'une rechute prochaine. L'abaissement transitoire peut aussi revêtir une signification fâcheuse et parfois grave.

Enfin Bosc et Vedel, dans leur récent rapport, contrairement à Teissier et à Ragnaud, ne se croient pas autorisés à établir une corrélation entre les modifications de la tension artérielle et la gravité de l'infection. Ils ne trouvent pas dans l'abaissement de la défervescence qui continue à se produire et dans le relèvement de la convalescence, des renseignements spéciaux aux formes graves. La diminution de la défervescence peut précéder de quelques jours l'apyrexie. Elle peut faire défaut lorsque l'hypotension est assez forte ; lorsque l'hypotension est très légère, l'absence de la diminution de la défervescence peut faire craindre une rechute.

Les convalescences des autres infections se prêtent moins que celles de la fièvre typhoïde à une étude prolongée. Suivant Raynaud et Cotté, dans la variole la tension se relèverait légèrement au moment de la dessiccation pour faire plateau au moment de la convalescence. Dans la grippe, Jourdin et Fischer ont remarqué que la convalescence est d'autant plus longue que la pression demeurait plus longtemps abaissée alors que la température était redevenue normale. Dans l'érysipèle, la tension souvent élevée à la période d'état, ne fléchissait légèrement qu'au moment de la défervescence pour atteindre la normale avant la fin de la desquamation. Dans la pneumonie, Gilbert et Castaigne ont vu la tension, qui ne s'est pas encore relevée au moment de la crise urinaire ne remonter que très lentement pendant la convalescence.

En résumé, chute de la tension artérielle au moment de la défervescence, persistance plus ou moins longue de l'hypotension et relèvement plus ou moins rapide de la pression suivant la gravité de la maladie antécédente, tels sont les caractères généraux de la tension artérielle chez les convalescents des différentes maladies aiguës. Les recherches que nous avons poursuivies dans notre service de convalescents de l'hôpital Salvator, de Marseille, nous ont permis d'ajouter quelques faits nouveaux qui nous paraissent mieux caractériser l'état de la tension artérielle chez les convalescents que cela n'avait été fait jusqu'ici.

Tandis que les auteurs se sont bornés à enregistrer chaque jour la tension constatée chez le malade au repos, nous avons pensé qu'il était plus intéressant d'observer en outre l'influence que pouvait avoir sur la tension l'exercice musculaire. Autrement dit, nous ne nous sommes pas contenté d'étudier la *force* de la tension artérielle, mais encore sa *stabilité*. Pour cela, après avoir soigneusement relevé la pression artérielle au repos, nous soumettions nos malades à un exercice, toujours le même, la descente et la montée rapide de deux étages, puis replaçant le convalescent dans la position horizontale, nous relevions la tension artérielle immédiatement après l'effort, et de minute en minute, pendant dix minutes, et parfois davantage. La fréquence du pouls était notée parallèlement avec sa tension. L'appareil de Potain a exclusivement servi à nos recherches.

Nous nous sommes assuré des modifications déterminées sur la tension artérielle des sujets sains, par un exercice identique à celui que nous imposions à nos convalescents. Et nous avons constaté qu'après avoir déterminé une élévation de 2 ou 3 centimètres de mercure, la tension revient à la normale ou redescend de un centimètre, et nous avons dans nos recherches considéré cette légère hypotension comme négligeable. Ces résultats sont d'ailleurs identiques à ceux que Potain a observés sur lui-même et sur François Franck, et à ceux qu'il a observés sur les élèves de l'École de gymnastique de la Faisanderie. Un exercice modéré élève la pression, et un exercice énergique et prolongé tend à l'abaisser. L'exercice modéré élève la pression, la fatigue, l'abaisse.

Nous devons ajouter que les conditions de notre service de convalescents ne nous permettaient guère d'observer les sujets, immédiatement après la disparition des symptômes morbides, mais bien quelques jours après le début de la convalescence.

Les convalescents que nous avons observés relevaient de la fièvre typhoïde pour le plus grand nombre, du rhumatisme, de la pneumonie, de la diphtérie, de la scarlatine, de l'érysipèle.

Dans des communications antérieures, M. le professeur Oddo a fait connaître le résultat de ses premières recherches sur l'abaissement que produit un exercice musculaire modéré dans la tension artérielle des convalescents. C'est ce signe révélateur de l'hyposthénie cardio-vasculaire qu'il a proposé d'appeler l'hypertension d'effort. Dans ces premières recherches, un fait important avait été relevé, c'est que l'hypotension d'effort peut se produire avec une tension normale, de telle sorte que la tension artérielle peut être instable sans être

faible. D'où cette conclusion que la stabilité et la force de la
tension artérielle sont deux choses distinctes que le clinicien
doit soigneusement étudier s'il veut apprécier l'état de la circulation chez les convalescents.

Nos recherches actuelles ont porté sur plus de cinquante
sujets et, suivant qu'ils présentaient à leur entrée dans le
service une tension inférieure, égale ou supérieure à la normale, nous les avons rangés dans une catégorie distincte.

I. Les convalecents en hypotension artérielle étaient des sujets ayant eu une fièvre typhoïde grave prolongée, et ayant eu
la convalescence indiquées plus haut. C'étaient des sujets
ayant eu une fièvre typhoïde grave prolongée, et ayant eu
des complications cardiaques. Sujets affaiblis, dont les bruits
du cœur étaient sourds à la pointe, mais avec un éclat pro-
noncé du 2ᵉ ton à l'orifice pulmonaire, le deuxième temps pré-
sentait le plus souvent un dédoublement intermittent sous l'influence de la respiration, le pouls était petit, fréquent, et souvent arythmique. Enfin la pâleur et la rougeur faciles de la
face, la vaso-dilatation passive des extrémités inférieures dans
la station debout, indiquaient d'autre part la perturbation de
la circulation capillaire. Chez ces sujets, le dermographisme
se produisait très aisément ; par contre, nous n'avons jamais
constaté le phénomène de la tache blanche, décrit par Ser-
gent dans l'hypotension artérielle d'origine surrénale.

La tension artérielle était dans ces cas de treize ou de quatorze. Soumis à l'épreuve de l'exercice musculaire, ces malades ne présentaient aucune élévation de la tension, ou une
ascension très minime d'un centimètre seulement, contrairement aux sujets normaux qui, après un exercice modéré, ont
une tension qui s'élève de 2 à 3 centimètres. L'abaissement de
la tension se faisait brusquement ou progressivement en deux
ou trois minutes, elle atteignait bientôt dix et neuf, c'est-à

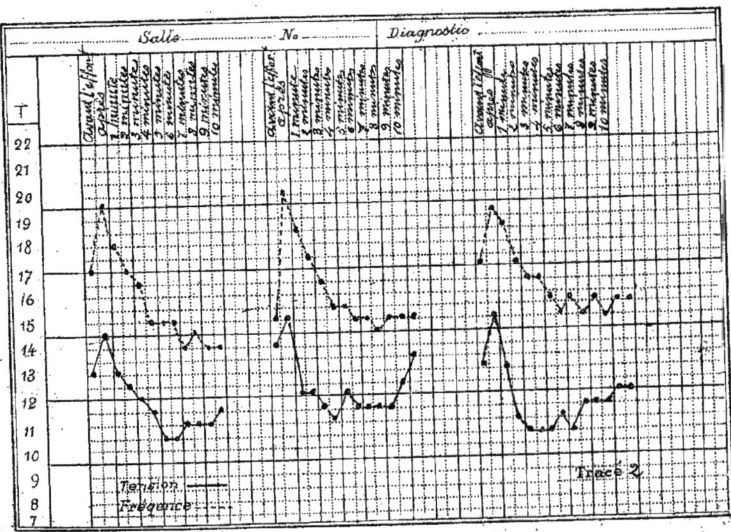

Salle   No   Diagnostic
T
22
21
20
19
18
17
16
15
14
13
12
11
10
9
8
7
Tension ———
Fréquence ········
Tracé 1

Salle   No   Diagnostic
T
22
21
20
19
18
17
16
15
14
13
12
11
10
9
8
7
Tension ———
Fréquence ········
Tracé 2

dire que l'hypotension d'effort était de 4 et même 5 centimètres. Puis vers la septième ou huitième minute la courbe re montait légèrement sans atteindre son point initial (tracé 1). En comparant des tracés pris de huit en huit jours, on peut voir que l'hypotension est de moins en moins grande, que la ligne de descente est de moins en moins brusque. En ce qui concerne la courbe de fréquence du pouls on voit qu'au début de la convalescence les *deux courbes de fréquence et de tension vont en divergeant*, c'est-à-dire qu'il y a en même temps *tachycardie et hypotension d'effort*, puis à mesure que la tonicité cardiovasculaire revient, la divergence cesse de se produire et les deux courbes se superposent, mais cette superposition des deux courbes n'a de valeur au point de vue de la récupération de la tonicité cardiovasculaire que si elles s'abaissent peu l'une et l'autre, car on peut voir aussi, ainsi que nous l'avons signalé dans nos premières communications, la bradycardie d'effort accompagner la tachycardie d'effort. (Voir tracé 2.)

A côté des faits dans lesquels on voit la tension se relever, l'hypotension d'effort diminuer d'étendue, et les modifications du pouls se restreindre, ce qui constitue le *type de la convalescence normale*, on voit d'autres convalescents chez lesquels durant plusieurs semaines aucune modification ne se produit : la tension reste toujours basse, l'hypotension d'effort aussi étendue, la tachycardie se maintient et la bradycardie d'effort suit l'hypotension. Ce sont des sujets à *convalescence traînante, et à hyposthénie cardiovasculaire persistante* ainsi qu'en témoigne la durée des signes cliniques énumérés plus haut. Le tracé 2 est un type de ce genre.

Enfin on peut observer un autre type fort intéressant, c'est celui dans lequel on voit la tension artérielle considérée au point de vue de l'effort passer par trois phases successives. (Voir tracé 3.) On voit d'abord la tension qui était de quatorze (Voir tracé 3.) On voit d'abord la tension qui était de qsatorze au repos descendre à douze après l'effort (tension faible et instable), puis la tension au repos qui s'était élevée à quinze redescend à douze et demi. Sous l'influence de l'effort la tension se relève mais elle reste instable, enfin dans une troisième phase le sphygmomanomètre marque dix au repos, mais sous l'influence de l'effort elle ne redescend guère au dessous de quinze. Les trois phases de cette évolution sont : 1° tension faible ; 2° tension moyenne et instable ; 3° tension moyenne et stable.

II. Les convalescents entrant avec une tension de quatorze à seize auraient pu être considérés comme ayant récupéré la tension normale. Mais en les soumettant à l'épreuve de l'exercice musculaire, nous avons vu cette tension baisser plus ou moins rapidement et présenter nettement le phénomène de l'hypotension d'effort. La semaine suivante cette hypotension d'effort se produisait encore quoique à un moindre degré. Huit jours plus tard la tension se maintenait après l'exercice musculaire. On peut voir sur le tracé 4 un exemple de cette évolution de la tension artérielle. Les rapports de la fréquence du pouls et de la tension rappellent absolument ce que nous avons indiqué plus haut, c'est-à-dire que la courbe de fréquence s'élève d'abord, tandis que la courbe de tension s'abaisse, cette divergence s'atténue ensuite, et enfin les deux courbes se superposent où même la courbe de fréquence enjambe par-dessus la courbe de tension.

Si on se souvient de ce que nous avons constaté chez un certain nombre de nos malades en hypotension, il devient très facile d'interpréter ce fait de malades entrés en tension moyenne avec hypotension d'effort. En réalité ce sont des convalescents qui avaient passé avant d'entrer au service des convalescents par la première phase d'hypotension et qui se trouvaient à la deuxième phase de tension moyenne instable pour

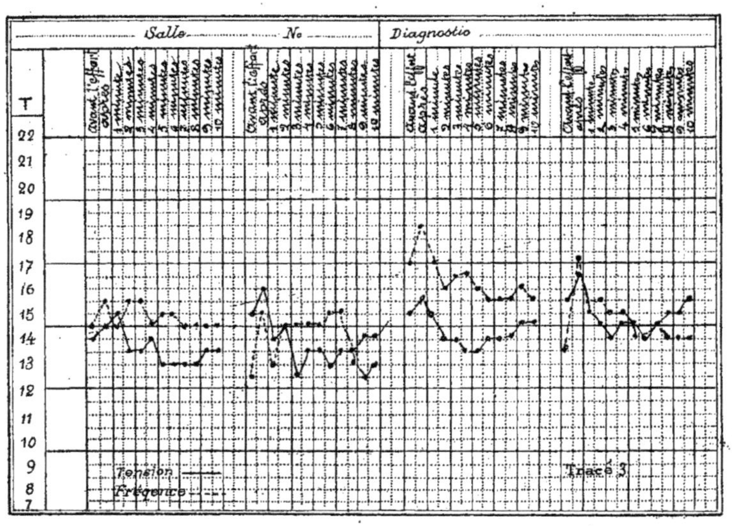
Salle   No   Diagnostic
T
22
21
20
19
18
17
16
15
14
13
12
11
10
9
8
7
Tension
Fréquence
Tracé 3

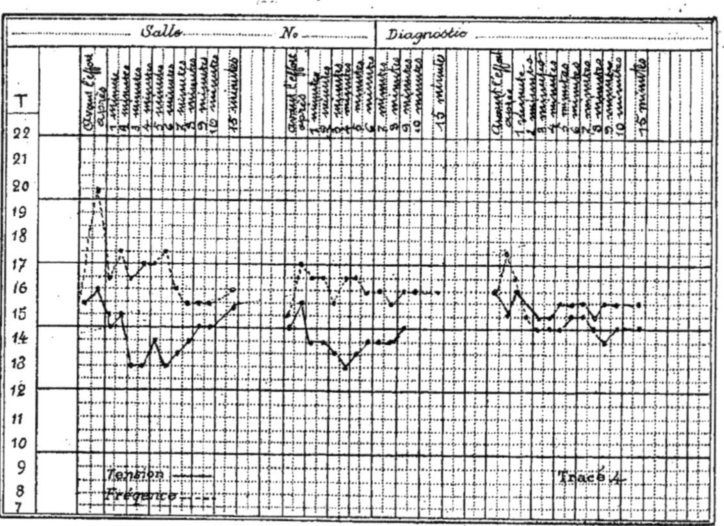
Salle   No   Diagnostic
T
22
21
20
19
18
17
16
15
14
13
12
11
10
9
8
7
Tension
Fréquence
Tracé 4

passer ensuite à la troisième phase de tension moyenne et stable.

III. — Ce n'est pas sans quelque surprise que nous avons trouvé chez quelques-uns de nos convalescents une tension artérielle supérieure à la normale. En examinant ces sujets de près, nous avons constaté qu'ils pourraient être rangés dans deux catégories :

a) Les uns étaient des hommes mûrs ou âgés dont les artères étaient manifestement indurées, le pouls généralement lent, ou irrégulier, au cœur le 2° temps était éclatant à l'orifice aortique. Fait intéressant, si on soumettait ces sujets à l'épreuve de l'exercice musculaire, l'hypotension artérielle ne se produisait pas ainsi que le montre le tracé 5 ; ces malades sont des artério-scléreux, ces malades sont atteints de néphrite chronique, etc., des sujets qui étaient en état d'hypertension avant leur maladie aiguë : pneumonie, rhumatisme, etc., et chez lesquels la tension a pu baisser au cours de la maladie, mais est remontée rapidement au cours de la convalescence.

b) Les autres étaient des sujets jeunes, des femmes plus souvent, dont l'impressionabilité habituelle s'est encore accrue durant la convalescence ; leur pouls est rapide, un peu irrégulier, l'impulsion cardiaque est vive, les bruits du cœur éclatants, et surtout le 2° temps au niveau de l'orifice pulmonaire. En un mot ce sont des sujets en état d'éréthisme cardiaque. Or, si on les soumet à l'épreuve de l'exercice musculaire, on voit la tension artérielle tomber rapidement, l'hypertension était toute de façade. C'est ce que l'on peut voir sur le tracé n° 6. L'amplitude de l'hypotension d'effort est ici considérable, plus considérable encore que dans les cas d'hypotension au repos, puisqu'ici la tension tombe de plus haut. Chose curieuse, mais bien explicable cependant, à mesure que

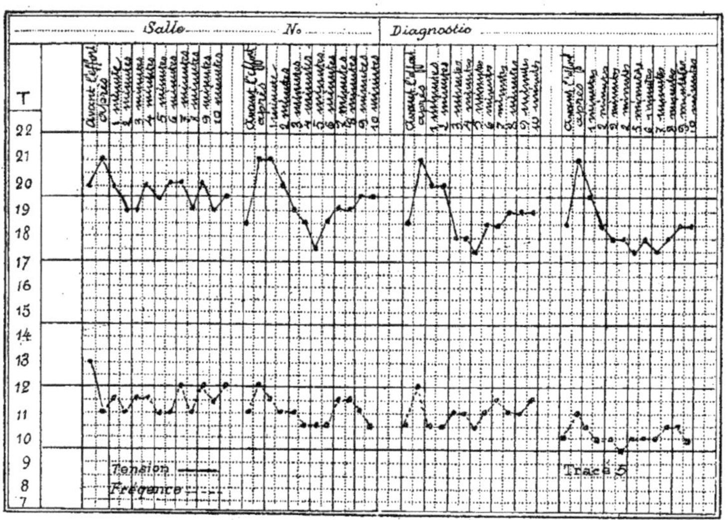

Salle
No
Diagnostic
T
22
21
20
19
18
17
16
15
14
13
12
11
10
9
8
7
Avant l'effort
Tension
Fréquence
Tracé 5

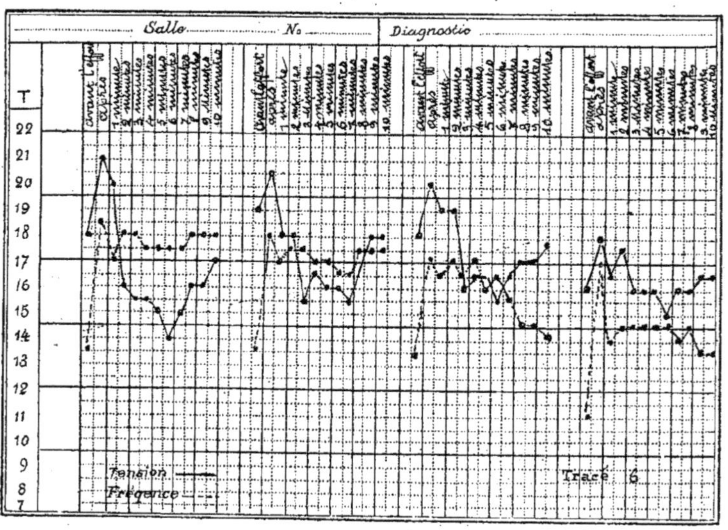

Salle
No
Diagnostic
T
22
21
20
19
18
17
16
15
14
13
12
11
10
9
8
7
Avant l'effort
Tension
Fréquence
Tracé 6

la convalescence avance, la tension artérielle au repos s'abaisse, parce que l'éréthisme diminue. Par contre, l'hypotension
d'effort va en diminuant. Tous ces détails sont bien visibles
sur le tracé 6. L'hypertension par éréthisme cardiaque porte
au degré le plus élevé l'instabilité de la tension artérielle des
convalescents.

Voici donc deux ordres de faits dans lesquels la recherche
de l'hypotension d'effort est d'un grand intérêt : la tension
moyenne et l'hypertension par éréthisme des convalescents.
Dans les deux cas, la tension mesurée au repos est trompeuse ; dans les deux cas, l'épreuve de l'effort peut seule mettre
en évidence l'hyposthénie cardio-vasculaire de la convalescence marquée par une tension moyenne ou supérieure à la
normale, tension trompeuse parce qu'elle est instable et bien
proche de l'hypotension.

Différentes conditions peuvent modifier l'évolution de la
tension artérielle au cours de la convalescence.

C'est ainsi que chez un homme de vingt-neuf ans, entré en
convalescence de pleurésie simple, nous avons vu la tension
artérielle qui s'était relevée progressivement, baisser de nouveau d'une manière notable sous l'influence d'une tuberculo-
se commençante. En outre, à ce moment l'hypotension d'effort
s'est sensiblement accrue.

Par contre, nous avons vu la tension artérielle se relever
brusquement sous l'influence d'une complication de la convalescence. Une jeune fille en convalescence de rhumatisme articulaire aigu avait une tension de 17 $\frac{1}{2}$, avec légère hypotension d'effort. Sous l'influence d'une aortite qui s'est développée dans le service, la tension est montée à 21 avec hypotension d'effort modérée. D'autres fois, c'est un abcès dentaire,
une bronchite, une atteinte de grippe qui relève momentanément la tension artérielle. Ce fait a été du reste signalé par
bon nombre d'auteurs.

Toutes ces constatations aboutissent à cette conclusion, c'est qu'à une certaine période de la convalescence, la caractéristique de la tension artérielle est l'*instabilité*. Cette instabilité est mise en évidence par le phénomène de l'hypotension d'effort, mais elle peut se manifester sous d'autres influences. C'est ainsi que nous avons constaté et Huchard a mis le fait en évidence, que sous l'influence du changement d'attitude, en faisant alternativement relever et recoucher le malade, on voit la tension s'abaisser au moment où il se lève, de 2, 3 et même 4 centimètres de Hg. La digestion, les émotions, les divers accidents de la convalescence ont aussi une influence évidente sur la tension artérielle.

Cela explique les résultats discordants que bon nombre d'auteurs ont obtenus dans l'appréciation de la tension artérielle chez les convalescents. Il suffit que le malade vienne de s'agiter, de se coucher, de faire un effort quelconque pour que la tension s'abaisse de plusieurs degrés. On dit alors sans tenir compte des circonstances provocatrices que la tension est variable chez les convalescents : nous préférons dire qu'elle est instable, ce qui n'est pas la même chose .

D'ailleurs, cette instabilité se rencontre encore à un degré bien marqué dans les phénomènes circulatoires des convalescents : c'est ainsi que, sous l'influence de la fatigue ou même d'un léger effort, le cœur est le siège d'une arythmie très accentuée, le dédoublement intermittent de 2° temps que nous avons relevé très souvent et qui est pour nous un des caractères de cœur des convalescents, ce dédoublement est l'indice de l'instabilité dans la tension pulmonaire. On sait, d'autre part, que sous l'influence du plus petit effort, en faisant simplement asseoir le convalescent sur son lit, le pouls s'accélère notablement. Nous avons constaté comme un phénomène très fréquent en auscultant le cœur de nos convalescents, qu'en leur faisant faire une inspiration profonde, le rythme cardiaque se modifie et une arythmie passagère apparaît. Bouchard a démontré, il y a assez longtemps déjà, que la régulation thermique est si instable, qu'une fatigue légère suffit à élever la température chez les convalescents de fièvre typhoïde.

L'instabilité est donc le caractère commun aux différents phénomènes circulatoires chez les convalescents, et l'instabilité de la tension artérielle, dont l'hypotension d'effort est une conséquence, n'est qu'un cas particulier de l'instabilité circulatoire.

D'après les résultats de nos recherches, il semble que la tension artérielle suive l'évolution que voici : après la chute brusque qui suit la défervescence, la tension a remonté plus ou moins rapidement. Elle arrive à se régler à un chiffre voisin de la normale tant que le malade est au repos horizontal. Mais à ce moment l'appareil circulatoire n'est monté que pour le repos ; et l'effort, le changement d'attitude suffisent à détruire l'équilibre. En un mot, pour nous servir de l'expression de Potain, la tension artérielle est en état de voie de meiopragie de fonctionnement restreint. Ce n'est que plus tard, à mesure que les forces reviennent, que la tension artérielle devient plus stable. Telle est la marche normale que la lenteur de la convalescence ou des accidents divers peuvent modifier dans un sens ou dans l'autre.

Nous avons étudié le mécanisme de l'hypotension d'effort dans nos travaux antérieurs. Ce phénomène dépend de l'hypotonie cardiaque, de l'hypotonie vasculaire et des troubles de l'innervation.

a) Le cœur soumis pendant l'effort à une fatigue trop grande pour lui ne peut lancer dans les artères la quantité de sang nécessaire pour élever et maintenir la tension. Si cet épuisement suit immédiatement l'effort, l'hypotension est elle-même immédiate. Mais après l'effort, le cœur peut encore conserver assez d'énergie pour lancer dans ces artères le sang en excès qui lui vient des veines où il s'était accumulé pendant l'effort, et la tension, s'élève momentanément. Il est aisé de comprendre que ce nouveau travail du cœur sera suivi d'épuisement et la tension artérielle baissera rapidement après une courte élévation.

b) Du côté des veines périphériques, les fibres lisses ayant eu à subir une forte pression venant de l'ondée sanguine au moment de l'effort, elles sont vite épuisées, elles se relâchent et contribuent aussi à faire baisser la tension soit immédiatement, soit après une courte résistance à l'hypertension passagère qui suit l'effort.

c) L'innervation cardiaque et vasomotrice est singulièrement troublée chez les convalescents ainsi qu'en témoignent l'arythmie, la tachycardie d'une part, la pâleur et la rougeur faciles des téguments de l'autre. Nul doute que le fonctionnement défectueux de l'appareil d'innervation ne contribue aussi aux perturbations qui peuvent survenir dans la tension artérielle.

Habituellement ces trois facteurs, cardiaque, vasculaire et nerveux, s'ajoutent les uns aux autres. Mais la clinique permet d'apprécier la prédominance de l'un d'eux.

Le plus souvent la plus grande part revient au cœur, ainsi qu'en témoignent les modifications des bruits, l'assourdissement du premier temps, l'affaiblissement du deuxième ton aortique, la faiblesse de l'impulsion de la pointe, etc. Nous avons pu contrôler la part du cœur par les modifications que nous avons obtenues à l'aide des toni-cardiaques. Après l'administration de la spartéine, nous avons vu la tension artérielle s'élever et l'hypotension d'effort s'atténuer très notablement.

La part qui revient à la musculature vasculaire est démontrée par la vasodilatation orthostatique des extrémités inférieures, par le refroidissement périphérique avec pâleur et parfois avec cyanose, par le dermographisme enfin que nous avons rencontré chez un très grand nombre de nos sujets. Expérimentalement nous avons pu, avec l'anneau de Gaërtner, démontrer la part des vaisseaux, puisque nous avons pu, dans un certain nombre de cas, voir, sous l'influence de l'effort, la tension artério-capillaire baisser en même temps que la tension artérielle et dans les mêmes proportions.

Enfin, les troubles de l'innervation qui se manifestent, soit du côté du cœur, soit du côté des vaisseaux, jouent parfois un rôle prédominant. C'est à eux qu'il convient d'attribuer l'hypertension artérielle liée à l'éréthisme cardiaque.

Ces données sur la tension artérielle ne sont pas sans sanction pratique. C'est par la mensuration de la tension artérielle, par la recherche de l'hypotension d'effort que l'on pourra graduer l'exercice permis aux convalescents comme on gradue leur régime alimentaire. On se méfiera des tensions basses persistantes, des hypotensions d'efforts trop étendues. Suivant les cas on s'adressera, soit aux tonicardiaques et surtout à la spartéine, dont nous avons pu juger les bons effets, soit aux vasoconstricteurs comme l'arséniate de strychnine, la teinture de noix vomique.

Enfin, dans les cas d'hypertension par éréthisme cardiaque, on aura recours aux sédatifs et particulièrement à la valériane.

CHAPITRE IV

Observation Première

Hypotension faible avec tension moyenne

Marie-Louise D..., 16 ans, lingère, rougeole à 10 ans. Antécédents héréditaires nuls. Fièvre typhoïde : début, 23 juillet 1905, forme légère sans complications. Entrée en convalescence le 25 août.

Etat général affaibli, anémié. Troubles vaso-moteurs, cyanose facile des extrémités dans la station debout. Dermographisme.

29 août. — *Examen du cœur.* — Au repos : Eréthisme ; tachycardie ; bruits normaux ; souffle sus-apexien. Pouls 100, petit, accéléré ; T. 14 1/2.

Après exercice : Arythmie avec intermittences ; dédoublement du deuxième temps ; éréthisme ; éclat diastolique du deuxième bruit à l'orifice pulmonaire. Pouls 104, irrégulier, petit ; T. 17 1/2.

Pouls après exercice

1 min. P. 104 .... T. 15	6 min. P. 96 .... T. 13
2 min. P. 102 .... T. 14	7 min. P. 96 .... T. 12 $^1/_2$
3 min. P. 99 .... T. 13 $^1/_2$	8 min. P. 93 .... T. 12
4 min. P. 96 .... T. 13	9 min. P. 93 .... T. 12 $^1/_2$
5 min. P. 96 .... T. 13	10 min. P. 93 .... T. 13

5 septembre. – *Examen du cœur.* — Au repos : Eréthisme ; tachycardie ; souffle sus-apexien. Pouls 96, petit, régulier ; T. 14.

Après exercice : Arythmie ; éréthisme ; dédoublement du deuxième temps ; éclat diastolique du deuxième ton pulmonaire. Pouls 108, irrégulier, petit ; T. 15 1/2.

Pouls après exercice

1 min. P. 108 . . . . T. 16 $^1/_2$	7 min. P. 99 . . . . T. 13
2 min. P. 104 . . . . T. 16	8 min. P. 99 . . . . T. 13 $^1/_2$
3 min. P. 104 . . . . T. 15	9 min. P. 99 . . . . T. 13 $^1/_2$
4 min. P. 102 . . . . T. 13 $^1/_2$	10 min. P. 99 . . . . T. 13 $^1/_2$
5 min. P. 102 . . . . T. 13 $^1/_2$	15 min. P. 99 . . . . T. 14
6 min. P. 102 . . . . T. 13	

12 septembre. — *Examen du cœur.* — Au repos : Eréthisme ; premier bruit assourdi ; tachycardie. Pouls 90, plein, régulier ; T. 15 1/2.

Après exercice : Accélération très vive ; dédoublement du deuxième temps. Pouls 114, plein, accéléré ; T. 16 1/2.

Pouls après exercice

1 min. P. 93 . . . . T. 15	7 min. P. 87 . . . . T. 13 $^1/_2$
2 min. P. 90 . . . . T. 13 $^1/_2$	8 min. P. 90 . . . . T. 14
3 min. P. 84 . . . . T. 13	9 min. P. 90 . . . . T. 14
4 min. P. 90 . . . . T. 13	10 min. P. 90 . . . . T. 14 $^1/_2$
5 min. P. 90 . . . . T. 13	15 min. P. 90 . . . . T. 15
6 min. P. 87 . . . . T. 13 $^1/_2$	

Observation II

Exemple d'hypertension par éréthisme cardiaque, puis la tension baisse et devient plus stable

Calixte Raphaël, 21 ans, coiffeur. Antécédents nuls. Fièvre typhoïde : début 1er août 1905 ; forme légère sans complications. Entrée en convalescence le 10 septembre.

Etat général, faible, anémié. Légers troubles vaso-moteurs dans la station debout. Dermographisme.

18 septembre. — *Examen du cœur.* — Au repos : Eréthisme ; éclat du deuxième bruit à orifice pulmonaire ; tachycardie ; souffle cardio-pulmonaire. Pouls 94, plein. régulier ; T. 17.

Après exercice : Tachycardie ; dédoublement du deuxième temps ; arythmie. Pouls 126, irrégulier, plein ; T. 19.

Pouls après exercice

1 min. P. 120 .. T. 18	6 min. P. 112 .. T. 14 $\frac{1}{2}$
2 min. P. 120 .. T. 16 $\frac{1}{2}$	7 min. P. 108 .. T. 15
3 min. P. 114 .. T. 16	8 min. P. 104 .. T. 15 $\frac{1}{2}$
4 min. P. 114 .. T. 15 $\frac{1}{2}$	9 min. P. 104 .. T. 15 $\frac{1}{2}$
5 min. P. 116 .. T. 15	10 min. P. 99 .. T. 15 $\frac{1}{2}$

25 septembre. — *Examen du cœur.* — Au repos : id. Pouls 92, plein, régulier ; T. 16 1/2.

Après exercices : id. Pouls 120, irrégulier, plein ; T. 19.

Pouls après exercice

1 min. P. 116 .. T. 17	6 min. P. 111 .. T. 14 $\frac{1}{2}$
2 min. P. 118 .. T. 16	7 min. P. 108 .. T. 15
3 min. P. 118 .. T. 15 $\frac{1}{2}$	8 min. P. 102 .. T. 15
4 min. P. 114 .. T. 15	9 min. P. 102 .. T. 15 $\frac{1}{2}$
5 min. P. 111 .. T. 15	10 min. P. 100 .. T. 15 $\frac{1}{2}$

2 octobre. — *Examen du cœur.* — Au repos : id. Pouls 96, plein, régulier ; T. 17.

Après exercice : id. Pouls 114, régulier ; T. 18.

Pouls après exercice

1 min. P. 108 .. T. 16 $\frac{1}{2}$	6 min. P. 105 .. T. 15 $\frac{1}{2}$
2 min. P. 108 .. T. 16 $\frac{1}{2}$	7 min. P. 102 .. T. 16
3 min. P. 105 .. T. 16	8 min. P. 102 .. T. 16
4 min. P. 105 .. T. 15 $\frac{1}{2}$	9 min. P. 99 .. T. 16 $\frac{1}{2}$
5 min. P. 105 .. T. 15 $\frac{1}{2}$	10 min. P. 99 .. T. 16 $\frac{1}{2}$

OBSERVATION III

Claudius A..., 21 ans, épicier. Antécédents personnels : rhumatisme à 18 ans.

Erysipèle de la face, début 14 novembre. Convalescence le 20 décembre 1905.

Etat général très débilité. Altérations de la vaso-motricité cyanose facile des extrémités dans la station debout. Dermographisme.

23 décembre. — *Examen du cœur.* — Au repos : Eréthisme ; bruits assez bien frappés ; éclat diastolique du deuxième bruit au niveau de l'orifice pulmonaire ; arythmie légère ; tachycardie. Pouls 92, assez plein, dépressible ; T. 18.

Après exercice : Tachycardie très prononcée ; arythmie avec intermittences ; dédoublement du deuxième temps ; bruits assourdis. Pouls 132, irrégulier, accéléré, intermittent ; T 21.

30 décembre. — *Examen du cœur.* — Au repos : id. Pouls 90, plein, dépressible ; T. 19.

Après exercice : Pouls 128, irrégulier ; T. 20 1/2.

5 janvier 1906. — *Examen du cœur.* — Au repos : Tachycardie légère. Pouls 86, plein, régulier ; T. 18.

Après exercice : Tachycardie vive ; dédoublement intermit-

tent du deuxième temps. Pouls 120, un peu irrégulier ;
T. 20.

9 janvier. — *Examen du cœur.* — Au repos : plus de
modifications appréciables. Pouls 72, plein, régulier ; T. 16.

Après exercice : Pouls 120, régulier ; T. 18.

Le tracé VI indique les caractères du pouls et de la tension
artérielle.

OBSERVATION IV

Hypotension durable

Lavie P..., 25 ans, boulanger. Antécédents nuls.

Rhumatisme articulaire aigu. Début 27 septembre 1905.
Entrée en convalescence, 20 novembre. Etat général très anémié. Troubles vaso-moteurs, dermographisme.

25 novembre. — *Examen du cœur.* — Au repos : Tachycardie ; premier bruit assourdi ; accentuation du deuxième
bruit à l'orifice pulmonaire ; éréthisme. Pouls 126, petit,
régulier ; T. 13.

Après exercice : tachycardie ; bruits assourdis ; arythmie ;
dédoublement du deuxième temps. Pouls 137, petit, irrégulier ; T. 14.

Pouls après exercice

1 min. P. 120 .. T. 13		6 min. P. 114 .. T. 11 ½
2 min. P. 120 .. T. 11 ½		7 min. P. 120 .. T. 12
3 min. P. 114 .. T. 11 ½		8 min. P. 117 .. T. 12
4 min. P. 117 .. T. 12		9 min. P. 114 .. T. 11 ½
5 min. P. 117 .. T. 11 ½		10 min. P. 117 .. T. 11 ½

2 décembre. — *Examen du cœur.* — Au repos : id. Prolon-
gement du premier bruit à la pointe. Pouls 132, petit, régulier ;
T. 14.

Après exercice : id. Pouls 148, irrégulier ; T. 14 1/2.

Pouls après exercice

1 min. P. 129 .. T. 13		6 min. P. 114 .. T. 11 ½
2 min. P. 123 .. T. 12 ½		7 min. P. 120 .. T. 12
3 min. P. 108 .. T. 11		8 min. P. 117 .. T. 11 ½
4 min. P. 111 .. T. 11		9 min. P. 123 .. T. 12
5 min. P. 114 .. T. 11 ½		10 min. P. 126 .. T. 12

9 décembre. — *Examen du cœur.* — Au repos : id. Pouls 126, irrégulier, petit ; T. 13.

Après exercice : id. Pouls 138, petit, irrégulier ; T. 13 1/2.

Pouls après exercice

1 min. P. 129 .. T. 13		6 min. P. 117 .. T. 11 ½
2 min. P. 123 .. T. 12 ½		7 min. P. 120 .. T. 12
3 min. P. 120 .. T. 11 ½		8 min. P. 123 .. T. 11 ½
4 min. P. 120 .. T. 11 ½		9 min. P. 126 .. T. 11 ½
5 min. P. 114 .. T. 11		10 min. P. 123 .. T. 11 ½

OBSERVATION V

Grivoul Florian, 60 ans, cantonnier. Antécédents : fièvre typhoïde à 18 ans. Maladie antérieure, pneumonie. Début le 26 novembre. Entrée en convalescence, 16 décembre. État général : faible.

19 décembre. — *Examen du cœur.* — Au repos : légère tachycardie ; éclat du deuxième bruit ; dédoublement du deuxième temps dans les inspirations profondes ; arythmie. Pouls 88, dur, irrégulier ; T. 20.

Après exercice : bradycardie ; arythmie ; dédoublement du deuxième temps. Pouls, 72, dur, intermittent ; T. 21.

26 décembre. — *Examen du cœur.* — Au repos : id. Pouls 72, dur, régulier ; T. 18 1/2.

Après exercice : id. Accélération peu notable. Pouls 80, dur, irrégulier ; T. 21.

4 janvier 1906 — *Examen du cœur.* — Au repos : id. Pouls 68, dur, régulier ; T. 18 1/2.

Après exercice : id. Pouls 80, dur, irrégulier ; T. 21.

11 janvier. — *Examen du cœur.* — Au repos : bradycardie légère ; éclat du deuxième bruit. Pouls 64, dur, régulier ; T. 18 1/2.

Après exercice : bradycardie légère. Pouls 72, dur, régulier ; T. 21.

Pour les modifications du pouls et de la tension artérielle avant et après l'effort, voir tracé V.

OBSERVATION VI

(Hypotension durable)

Escartefigue Paul, 16 ans, relieur. Antécédents nuls.

Fièvre typhoïde, début 8 septembre 1905; forme adynamique, sans complications. Entrée en convalescence, 18 octobre. Etat général profondément débilité, anémié. Troubles vaso-moteurs très accentués. Cyanose prompte des membres inférieurs dans la station debout, allant jusqu'à acquérir les caractères d'une véritable érythromelalgie. Dermographisme.

19 octobre. — *Examen du cœur.* — Au repos : Eréthisme ; tachycardie ; arythmie ; bruits assourdis ; 1er bruit prolongé à la pointe, souffle cardio-pulmonaire. Pouls 104, petit, irrégulier; T. 13.

Après exercice : Tachycardie ; arythmie ; éclat du deuxième bruit à l'orifice pulmonaire ; dédoublement du deuxième temps. Pouls 126, irrégulier, petit; T. 14 1/2.

Pouls après exercice

1 min. P. 123 .. T. 13		6 min. P. 114 .. T. 10 ½
2 min. P. 117 .. T. 12 ½		7 min. P. 114 .. T. 11
3 min. P. 111 .. T. 12		8 min. P. 111 .. T. 11
4 min. P. 114 .. T. 11 ½		9 min. P. 111 .. T. 11
5 min. P. 117 .. T. 10 ½		10 min. P. 108 .. T. 11 ½

26 octobre. — *Examen du cœur.* — Au repos : id. Pouls
114, irrégulier, petit; T. 14.

Après exercice : id. Pouls 162, irrégulier, petit; T. 15.

Pouls après exercice

1 min. P. 129 .. T. 12		6 min. P. 111 .. T. 11 ½
2 min. P. 127 .. T. 12		7 min. P. 108 .. T. 11 ½
3 min. P. 124 .. T. 11 ½		8 min. P. 108 .. T. 11 ½
4 min. P. 114 .. T. 11		9 min. P. 111 .. T. 12 ½
5 min. P. 117 .. T. 12		10 min. P. 114 .. T. 12 ½

29 octobre. — *Examen du cœur.* — Au repos : id. Pouls
120, régulier, petit; T. 13.

Après exercice : id. Pouls 162, petit; T. 14 1/2.

Pouls après exercice

1 min. P. 138 .. T. 13		6 min. P. 114 — T. 11
2 min. P. 120 .. T. 11		7 min. P. 111 .. T. 10 ½
3 min. P. 114 .. T. 10 ½		8 min. P. 114 .. T. 11
4 min. P. 111 .. T. 10 ½		9 min. P. 114 .. T. 11 ½
5 min. P. 111 .. T. 10 ½		10 min. P. 117 .. T. 11 ½

Observation VII

Hypotension

Fouzet V., 15 ans, pâtissier. Antécédents personnels; variole, coqueluche.

Maladie immédiate, fièvre typhoïde; début le 30 octobre 1905. Entrée en convalescence, 20 novembre. Etat général, affaibli.

25 novembre. — *Examen du cœur*. — Au repos : Eréthisme ; bruits assourdis à la pointe, surtout le premier éclat du deuxième bruit au niveau de l'orifice pulmonaire ; souffles légers à la pointe et ne se propageant pas ; tachycardie légère. Pouls 88, petit, mou; T. 14.

Après exercice : Tachycardie très prononcée ; bruits assourdis ; dédoublement du deuxième temps ; arythmie avec quelques intermittences. Pouls 128, irrégulier, petit, presque filiforme; T. 12. Voir tracé I.

4 décembre. — *Examen du cœur*. — Au repos : id. Pouls 88, assez plein; T. 15.

Après exercice : id. Pouls 132, petit, irrégulier; T. 16 1/2.

Pouls après exercice

1 min. P. 108 .... T. 16	6 min. P. 92 .... T. 12 $^1/_2$
2 min. P. 100 .... T. 15 $^1/_2$	7 min. P. 90 .... T. 12
3 min. P. 104 .... T. 14 $^1/_2$	8 min. P. 92 .... T. 12 $^1/_2$
4 min. P. 96 .... T. 14	9 min. P. 92 .... T. 12 $^1/_2$
5 min. P. 96 .... T. 13 $^1/_2$	10 min. P. 96 .... T. 13

11 décembre. — *Examen du cœur*. — Au repos : Tachycardie légère ; deuxième bruit toujours éclatant. Pouls 84, dépressible, régulier; T. 15.

Après exercice : Tachycardie très prononcée ; Arythmie

légère ; dédoublement *intermittent* du deuxième temps. Pouls
124, irrégulier, petit; T. 16.

Pouls après exercice

1 min. P. 88 .... T. 14	6 min. P. 96 .... T. 12	
2 min. P. 88 .... T. 13 $^1/_2$	7 min. P. 90 .... T. 12 $^1/_2$	
3 min. P. 92 .... T. 13	8 min. P. 92 .... T. 12 $^1/_2$	
4 min. P. 92 .... T. 12 $^1/_2$	9 min. P. 90 .... T. 13	
5 min. P. 92 .... T. 12 $^1/_2$	10 min. P. 92 .... T. 13 $^1/_2$	

OBSERVATION VIII

Audibert M.., 20 ans, domestique. Antécédents personnels,
rougeole à huit ans.

Fièvre typhoïde grave, début le 15 avril 1905; complications,
abcès multiples. Entrée en convalescence le 15 octobre.

Etat général, anémié, affaibli, déprimé.

19 octobre. — *Examen du cœur.* — Au repos : tachycardie ;
arythmie : souffle cardio-pulmonaire ; 1er bruit assourdi. Pouls
104, irrégulier, petit, mou ; T. 14.

Après exercice : tachycardie vive ; arythmie et intermittence ;
dédoublement du 2e temps ; éclat diastolique du 2e bruit à
l'orifice pulmonaire. Pouls 116, irrégulier, intermittent; T.
14 1|2.

24 octobre. — *Examen du cœur.* — Au repos : souffle
cardio-pulmonaire ; éclat du 2e bruit à l'orifice pulmonaire ;
dédoublement du 2e temps après inspirations profondes.
Pouls 84, plein, dépressible ; T. 15.

Après exercice : tachycardie vive ; arythmie passagère ;
dédoublement du 2e temps ; 2e bruit éclatant à l'orifice pulmonaire. Pouls 104, irrégulier; plein et mou ; T. 16.

31 octobre. - *Examen du cœur.* — Au repos : tachycardie.
Pouls 120, assez plein et mou ; T. 15.

Après exercice : tachycardie très vive. Pouls 132, petit, irrégulier; T. 15 1|2.

4 novembre. — *Examen du cœur.* — Au repos : bruits mieux frappés ; éclat diastolique du 2° bruit à l'orifice pulmonaire. Pouls 84, plein, régulier : T. 15 1|2.

Après exercice : accélération prononcée ; dédoublement intermittent du 2° temps. Pouls 120,arythmie légère; T. 16 1|2.

Le tracé III indique les diverses modifications du pouls et de la tension artérielle avant et après l'effort.

OBSERVATION IX

Hypotension. Pneumonie

Rouleau F., 18 ans, menuisier. Antécédents nuls. Maladie précédente, pneumonie, début 20 novembre 1905. Entrée en convalescence 4 décembre.

Etat général un peu faible.

7 décembre. — *Examen du cœur.* — Au repos : tachycardie ; éclat diastolique du deuxième bruit à l'orifice pulmonaire. Pouls 96, plein, dépressible ; T. 15.

Après exercice : tachycardie ; dédoublement du deuxième temps ; légère arythmie. Pouls 114, plein, un peu irrégulier ; T. 17.

Pouls après exercice

1 min. P. 104 .. T. 16 $\frac{1}{2}$		6 min. P. 96 .. T. 13 $\frac{1}{2}$
2 min. P. 100 .. T. 13 $\frac{1}{2}$		7 min. P. 100 .. T. 14
3 min. P. 100 .. T. 13		8 min. P. 96 .. T. 13 $\frac{1}{2}$
4 min. P. 100 .. T. 13 $\frac{1}{2}$		9 min. P. 96 .. T. 14
5 min. P. 100 .. T. 14		10 min. P. 100 .. T. 14 $\frac{1}{2}$

15 décembre. — *Examen du cœur.* — Au repos : id. Pouls 84, plein, régulier ; T. 16 1/2.

Après exercice : id. Pouls 116, plein, un peu irrégulier ; T. 17.

Pouls après exercice

1 min. P. 92 .. T. 14	6 min. P. 90 .. T. 14
2 min. P. 88 .. T. 17	7 min. P. 90 .. T. 14
3 min. P. 88 .. T. 16	8 min. P. 88 .. T. 13 $\frac{1}{2}$
4 min. P. 92 .. T. 14	9 min. P. 90 .. T. 15
5 min. P. 90 .. T. 14	10 min. P. 88 .. T. 15

23 décembre. — *Examen du cœur.* — Au repos : cœur normal. Pouls 96, plein, régulier ; T. 15 1/2.

Après exercice : accélération légère. Pouls 112, plein, régulier ; T. 17.

Pouls après exercice

1 min. P. 104 .. T. 16	6 min. P. 102 .. T. 14
2 min. P. 100 .. T. 16 $\frac{1}{2}$	7 min. P. 96 .. T. 14 $\frac{1}{2}$
3 min. P. 100 .. T. 15 $\frac{1}{2}$	8 min. P. 99 .. T. 14
4 min. P. 102 .. T. 14 $\frac{1}{2}$	9 min. P. 99 .. T. 14 $\frac{1}{2}$
5 min. P. 102 .. T. 14	10 min. P. 96 .. T. 15

OBSERVATION X

(Hypertension consécutive à aortite développée pendant la convalescence.

Mignonne J..., 26 ans, domestique. Antécédents : bronchites fréquentes. Rhumatisme articulaire aigu, début le 23 septembre 1905. Entrée en convalescence, 25 octobre. Complications, aortite vers le 16 novembre.

Etat général satisfaisant, anémié. Troubles vaso-moteurs. Dermographisme.

31 octobre. – *Examen du cœur.* — Au repos : Eréthisme ; tachycardie ; premier bruit prolongé à la pointe ; éclat diastolique du deuxième bruit à l'orifice pulmonaire. Pouls 120, plein, régulier ; T. 17 1/2.

Après exercice : Éréthisme ; tachycardie très vive ; arythmie ; dédoublement du deuxième temps. Pouls 141, plein, irrégulier ; T. 19.

Pouls après exercice

1 min. P. 123 .. T. 17 $\frac{1}{2}$		6 min. P. 108 .. T. 15
2 min. P. 120 .. T. 17		7 min. P. 111 .. T. 15 $\frac{1}{2}$
3 min. P. 117 .. T. 16		8 min. P. 114 .. T. 15 $\frac{1}{2}$
4 min. P. 114 .. T. 15 $\frac{1}{2}$		9 min. P. 114 .. T. 15 $\frac{1}{2}$
5 min. P. 108 .. T. 15		10 min. P. 117 .. T. 16

8 novembre. — *Examen du cœur.* — Au repos : id. Pouls 105, plein, régulier ; T. 18.

Après exercice : id. Pouls 135, plein, irrégulier ; T. 19 1/2.

Pouls après exercice

1 min. P. 120 .. T. 18		6 min. P. 108 .. T. 16 $\frac{1}{2}$
2 min. P. 108 .. T. 17 $\frac{1}{2}$		7 min. P. 105 .. T. 16 $\frac{1}{2}$
3 min. P. 111 .. T. 16 $\frac{1}{2}$		8 min. P. 102 .. T. 17
4 min. P. 108 .. T. 16		9 min. P. 105 .. T. 17
5 min. P. 105 .. T. 16		10 min. P. 105 .. T. 17 $\frac{1}{2}$

20 novembre. — *Examen du cœur.* — Au repos : aortite, id. Pouls 117, plein, régulier ; T. 21

Après exercice : id. Pouls 132, plein, irrégulier ; T. 22.

Pouls après exercice

1 min. P. 126 .. T. 21		6 min. P. 114 .. T. 19
2 min. P. 123 .. T. 20 $\frac{1}{2}$		7 min. P. 117 .. T. 19 $\frac{1}{2}$
3 min. P. 123 .. T. 19 $\frac{1}{2}$		8 min. P. 117 .. T. 19 $\frac{1}{2}$
4 min. P. 117 .. T. 19		9 min. P. 114 .. T. 20
5 min. P. 120 .. T. 19 $\frac{1}{2}$		10 min. P. 114 .. T. 20

Observation XI

(Hypotension moyenne — Peu durable)

Meynet H., 25 ans, garçon liquoriste. Antécédents nuls. Maladie précédente, érysipèle de la cuisse ; début 1er août 1905. Entrée en convalescence, 29 août. Etat général affaibli, anémié. Troubles vaso-moteurs. Dermographisme.

10 septembre. — *Examen du cœur.* — Au repos : Eréthisme ; tachycardie ; souffle cardio-pulmonaire ; bruits normaux, quoique le premier soit légèrement assourdi. Pouls 104, plein, régulier ; T. 16.

Après exercice : Tachycardie ; arythmie ; bruits assourdis ; dédoublement du deuxième temps. Pouls 132 plein, irrégulier, T. 17 1/2.

Pouls après exercice

1 min. P. 120 .. T. 16		6 min. P. 114 .. T. 15
2 min. P. 114 .. T. 15 ½		7 min. P. 112 .. T. 14 ½
3 min. P. 114 .. T. 15		8 min. P. 114 .. T. 15
4 min. P. 110 .. T. 14		9 min. P. 114 .. T. 15
5 min. P. 112 .. T. 14		10 min. P. 110 .. T. 15 ½

18 septembre. — *Examen du cœur.* — Au repos : id. Pouls 102, plein, régulier ; T. 16.

Après exercice : id. Pouls 130, assez plein, irrégulier ; T. 17 1/2.

Pouls après exercice

1 min. P. 126 .. T. 16 ½		6 min. P. 124 .. T. 14
2 min. P. 120 .. T. 16		7 min. P. 114 .. T. 14
3 min. P. 120 .. T. 15 ½		8 min. P. 105 .. T. 15
4 min. P. 117 .. T. 15		9 min. P. 105 .. T. 15
5 min. P. 117 .. T. 15		10 min. P. 105 .. T. 15

25 septembre. — *Examen du cœur.* — Au repos : cœur normal. Pouls 88, plein, régulier ; T. 16 1|2.

Après exercice : accélération. Pouls 120, plein, régulier ; T. 17 1|2.

Pouls après exercice

1 min. P. 116 .. T. 16 ½		6 min. P. 88 .. T. 15 ½
2 min. P. 96 .. T. 16		7 min. P. 90 .. T. 15
3 min. P. 90 .. T. 16		8 min. P. 90 .. T. 15 ½
4 min. P. 90 .. T. 15		9 min. P. 88 .. T. 16
5 min. P. 88 .. T. 15		10 min. P. 88 .. T. 16

OBSERVATION XII

Giraud F., 14 ans. Antécédents nuls. Fièvre typhoïde grave (sans complications). Début 10 août 1905. Entrée en convalescence 20 septembre 1906. Etat général faible, anémié.

26 septembre. — *Examen du cœur.* — Au repos : tachycardie ; léger souffle sus-apexien ; premier bruit assourdi à la pointe ; arythmie ; pouls 120, petit, irrégulier, accéléré ; T. 13.

Après exercice : tachycardie très vive ; bruits assourdis; arythmie avec intermittence; dédoublement du deuxième temps ; Pouls 136, irrégulier, intermittent, très fréquent ; T. 14 1/2.

3 octobre. — *Examen du cœur.* - Au repos : premier temps prolongé à la pointe ; éclat du deuxième bruit à l'orifice pulmonaire ; premier bruit un peu assourdi à la pointe; tachycardie légère ; pouls 104, plein, régulier : T. 14.

Après exercice : arythmie ; accélération vive ; bruits assourdis ; dédoublement intermittent du deuxième temps. Pouls 140, petit, irrégulier, très fréquent ; T. 15.

10 octobre. — *Examen du cœur.* — Au repos : bruits bien

frappés, rythme peu modifié dans inspirations profondes;
accélération légère; pouls 120, petit, régulier; T. 13.

Après exercice : tachycardie ; dédoublement du deuxième
temps ; arythmie passagère ; pouls 136, irrégulier, petit ; T. 15.

18 octobre. — *Examen du cœur.* — Au repos : accélération
légère ; cœur normal.

Après exercice : accélération.

Voir tracé II pour modifications du pouls et de la tension
artérielle.

OBSERVATION XIII

Sabaté Marguerite, 5 ans. Diphtérie; début 10 mars 1906.
Entrée hôpital, 13 mars. Diagnostic bactériologique. Diphtérie,
bacilles moyens. Forme angineuse. Ganglions peu développés.
Albuminurie, néant. Traitement sérothérapique. 20 c.c., 10 c.c.,
10 c.c. Convalescence 20 mars.

État général, faible, anémié.

20 mars. — *Examen du cœur.* — Assourdissement des bruits
du cœur ; inspirations profondes; produit dédoublement du
deuxième temps, avec arythmie passagère ; Rythme presque
normal.

Examen du pouls. — Pouls 65, assez plein, régulier, devenant après un léger effort, comme la toux, irrégulier.

Pouls après exercice

1 min après Pouls 70 pulsations	3 min . . . Pouls 68 pulsations
2 min . . . Pouls 68 pulsations	4 min . . . Pouls 65 pulsations

21 mars. — *Examen du cœur.* — Id. Pouls 63, assez plein,
régulier, devenant arythmique après les quintes de toux.

Pouls après la toux

1 min. . . Pouls 72 pulsations | 4 min. . . Pouls 66 pulsations
2 min. . . Pouls 70 pulsations | 5 min. . . Pouls 65 pulsations
3 min. . . Pouls 70 pulsations |

22 mars. — *Examen du cœur.* — Id. Pouls 65, assez plein, régulier, devenant irrégulier après la toux.

Pouls après la toux

1 min. . . Pouls 72 pulsations | 4 min. . . Pouls 69 pulsations
2 min. . . Pouls 72 pulsations | 5 min. . . Pouls 66 pulsations
3 min. . . Pouls 70 pulsations |

OBSERVATION XIV

Hypotension durable

Elise An..., 25 ans. Antécédents nuls. Maladie antérieure, scarlatine: début, 23 février ; desquamation terminée le 19 mars, sans complications. Troubles vaso-moteurs, 20 mars.

Etat général, anémié, faible.

Examen du cœur. — Au repos : Eréthisme ; tachycardie ; dédoublement du deuxième temps par inspirations profondes ; arythmie ; bruits bien frappés. Pouls 102, petit, irrégulier ; T. 14 1/2.

Après exercice : Tachycardie ; arythmie et intermittence ; accentuation du deuxième bruit à l'orifice pulmonaire ; dédoublement du deuxième temps. Pouls 112, petit, arythmique ; T. 15.

Pouls après exercice

1 min. P. 118 .. T. 15 $\frac{1}{2}$ | 6 min. P. 111 .. T. 13 $\frac{1}{2}$
2 min. P. 102 .. T. 14 | 7 min. P. 108 .. T. 13 $\frac{1}{2}$
3 min. P. 114 .. T. 14 | 8 min. P. 108 .. T. 13 $\frac{1}{2}$
4 min. P. 114 .. T. 14 $\frac{1}{2}$ | 9 min. P. 105 .. T. 14
5 min. P. 105 .. T. 13 $\frac{1}{2}$ | 10 min. P. 105 .. T. 14

23 mars. — *Examen du cœur.* — Au repos : id. Bruits légèrement assourdis. Pouls 88 ; T. 15.

Après exercice : id. Pouls 102, irrégulier ; T. 16.

Pouls après exercice

1 min. P. 84 .. T. 14 $\frac{1}{2}$	6 min. P. 105 .. T. 13 $\frac{1}{2}$
2 min. P. 102 .. T. 15	7 min. P. 105 .. T. 14
3 min. P. 102 .. T. 13	8 min. P. 93 .. T. 14
4 min. P. 102 .. T. 14 $\frac{1}{2}$	9 min. P. 90 .. T. 14 $\frac{1}{2}$
5 min. P. 102 .. T. 14 $\frac{1}{2}$	10 min. P. 96 .. T. 14 $\frac{1}{2}$

27 mars. — *Examen du cœur.* — Au repos : Pas de dédoublement par inspirations profondes et répétées ; bruits normaux. Pouls 90, plein, régulier ; T. 15 1/2

Après exercice : id. Pouls 106, irrégulier, plein ; T. 17.

Pouls après exercice

1 min. P. 102 .. T. 15 $\frac{1}{2}$	6 min. P. 93 .. T. 15
2 min. P. 102 .. T. 15	7 min. P. 93 .. T. 15 $\frac{1}{2}$
3 min. P. 96 .. T. 14 $\frac{1}{2}$	8 min. P. 91 .. T. 15 $\frac{1}{2}$
4 min. P. 94 .. T. 15	9 min. P. 96 .. T. 15 $\frac{1}{2}$
5 min. P. 99 .. T. 14 $\frac{1}{2}$	10 min. P. 93 .. T. 16

Couchée	*Debout*
Pouls 78 .... T. 15	P. 96 .. T. 16
	1 min. P. 81 .. T. 14
	2 min. P. 81 .. T. 15

OBSERVATION XV

D ... Denis, 32 ans, boulanger. Antécédents nuls; maladie antérieure, rhumatisme ; début le 8 octobre 1905 ; entrée en convalescence, 25 novembre.

Etat général satisfaisant, quoique un peu faible.

29 novembre. — *Examen du cœur.* — Au repos : Eréthisme ;

éclat du deuxième bruit à l'orifice pulmonaire ; tachycardie légère ; premier bruit assourdi à la pointe. Pouls 112, plein, régulier; **T.** 15 1|2.

Après exercice : Tachycardie ; arythmie légère ; dédoublement intermittent du deuxième temps. Pouls 140, petit, irrégulier; T. 15.

6 décembre. — *Examen du cœur.* — Au repos : id. Pouls 108, mou, régulier; T. 14 1|2.

Après exercice : id. Sans dédoublement du deuxième temps. Pouls 120, petit, irrégulier; T. 15 1|2.

13 décembre. — *Examen du cœur.* – Au repos : Eréthisme ; bruits toujours assourdis, surtout le premier. Pouls 92, plein, régulier; T. 16.

Après exercice : accélération ; dédoublement passager du deuxième temps. Pouls 124, un peu irrégulier, petit; T. 15.

Pour les modifications du pouls et de la tension artérielle avant et après l'effort, voir Tracé IV.

OBSERVATION XVI

Hypotension. Tension instable

Auguste L..., 28 ans, pâtissier. Antécédents nuls, maladie précédente, érysipèle de la face ; début le 10 octobre. Entrée en convalescence, 5 novembre.

Etat général affaibli, fortement anémié. Troubles vaso-moteurs, cyanose facile des membres inférieurs dans la station debout, pâleur de la face. Dermographisme.

16 octobre. — *Examen du cœur.* — Au repos : Tachycardie; éréthisme ; premier bruit assourdi à la pointe ; souffle apexien ne se propageant pas ; deuxième bruit éclatant à l'orifice pulmonaire. Pouls 92, plein, régulier ; T. 17.

Après exercice : Tachycardie très vive ; arythmie et intermittences ; bruits légèrement assourdis ; dédoublement du deuxième temps. Pouls 118, petit, irrégulier ; T. 18.

Pouls après exercice

1 min. P. 84 .. T. 16	6 min. P. 92 .. T. 14
2 min. P. 88 .. T. 15 $\frac{1}{2}$	7 min. P. 88 .. T. 14 $\frac{1}{2}$
3 min. P. 84 .. T. 15	8 min. P. 88 .. T. 14 $\frac{1}{2}$
4 min. P. 84 .. T. 15	9 min. P. 88 .. T. 14 $\frac{1}{2}$
5 min. P. 92 .. T. 14	10 min. P. 90 .. T. 15

23 octobre. — *Examen du cœur.* — Au repos : id. Pouls 104, plein, régulier ; T. 16.

Après exercice : id. Pouls 120, plein, irrégulier ; T. 18.

Pouls après exercice

1 min. P. 92 .. T. 15	6 min. P. 100 .. T. 14
2 min. P. 104 .. T. 14 $\frac{1}{2}$	7 min. P. 104 .. T. 14 $\frac{1}{2}$
3 min. P. 100 .. T. 14	8 min. P. 104 .. T. 14 $\frac{1}{2}$
4 min. P. 100 .. T. 14	9 min. P. 100 .. T. 15
5 min. P. 96 .. T. 14 $\frac{1}{2}$	10 min. P. 100 .. T. 15

30 octobre. — *Examen du cœur* — Au repos : accélération ; bruits normaux. Pouls 88, plein, régulier ; T. 16.

Après exercice : Tachycardie ; légère arythmie. Pouls 102, régulier, plein ; T. 17 1/2.

Pouls après exercice

1 min. P. 84 .. T. 15	6 min. P. 90 .. T. 14 $\frac{1}{2}$
2 min. P. 90 .. T. 14	7 min. P. 90 .. T. 14 $\frac{1}{2}$
3 min. P. 88 .. T. 14 $\frac{1}{2}$	8 min. P. 90 .. T. 14 $\frac{1}{2}$
4 min. P. 92 .. T. 14	9 min. P. 88 .. T. 15
5 min. P. 92 .. T. 14	10 min. P. 88 .. T. 15

Observation XVII

Tiran Cl.., 22 ans, tombée malade le 11 mars 1906, entrée
à l'hôpital 15 mars. Diagnostic bactériologique ; diphtérie,
bacilles courts. Forme de la maladie : angine. Etat des ganglions, peu développés. Albuminurie, néant. Traitement sérothérapique, 30 c. c., 10 c. c. Convaléscence, 22 mars. Etat
général, satisfaisant, anémié.

23 mars. — *Examen du cœur*. — Eréthisme ; souffl₂ sus-
apexien ne se propageant pas ; deuxième point éclatant à
l'orifice pulmonaire ; premier bruit assourdi ; arythmie passagère après inspirations profondes et répétées, avec dédoublement du 2ᵉ temps. Pouls 76, plein, régulier, à peine modifié
par léger effort.

1 min. après effort P. 81		4 min. après effort P. 78
2 min. après effort P. 78		5 min. après effort P. 74
3 min. après effort P. 76		6 min. après effort P. 76

25 mars. — *Examen du cœur*. — Idem. Pouls 78, plein,
régulier, non modifié par léger effort.

1 min. après effort P. 84		4 min. après effort P. 84
2 min. après effort P. 84		5 min. après effort P. 81
3 min. après effort P. 81		6 min. après effort P. 78

Observation XVIII

Hypotension, avec tension moyenne

Remoli G..., 12 ans, écolier. Antécédents nuls ; maladie
précédente, scarlatine ; début 14 octobre 1905. Entrée en convalescence (desquamation non terminée), 29 octobre.

Etat général faible, anémié. Troubles vaso-moteurs, cyanose légère des membres inférieurs dans la station debout.

3 novembre. — *Examen du cœur.* — Au repos : tachycardie ; arythmie ; bruits bien frappés. Pouls 100, petit, irrégulier ; T. 14.

Après exercice : tachycardie ; arythmie ; intermittences ; dédoublement de deuxième temps. Pouls 120, petit, irrégulier ; T. 15.

Pouls après exercice

1 min. P. 112 .. T. 14 $\frac{1}{2}$	6 min. P. 112 .. T. 12
2 min. P. 108 .. T. 13 $\frac{1}{2}$	7 min. P. 114 .. T. 12 $\frac{1}{2}$
3 min. P. 104 .. T. 13	8 min. P. 112 .. T. 12 $\frac{1}{2}$
4 min. P. 110 .. T. 12 $\frac{1}{2}$	9 min. P. 108 .. T. 12 $\frac{1}{2}$
5 min. P. 112 .. T. 12	10 min. P. 108 .. T. 13

10 novembre. — *Examen du cœur.* — Au repos : id. Pouls 96, petit, irrégulier ; T. 13 1/2.

Après exercice : id. Pouls 116, petit, irrégulier ; T. 15.

Pouls après exercice

1 min. P. 104 .. T. 13 $\frac{1}{2}$	6 min. P. 108 .. T. 12 $\frac{1}{2}$
2 min. P. 100 .. T. 13	7 min. P. 104 .. T. 12 $\frac{2}{3}$
3 min. P. 104 .. T. 12	8 min. P. 100 .. T. 12 $\frac{2}{3}$
4 min. P. 108 .. T. 12 $\frac{1}{2}$	9 min. P. 102 .. T. 13
5 min. P. 108 .. T. 12	10 min. P. 102 .. T. 13

17 novembre. — *Examen du cœur.* — Au repos : accéléré. Pouls 84, plein, régulier ; T. 14 1/2.

Après exercice : id. Pouls 112, petit, irrégulier ; T. 16.

Pouls après exercice

1 min. P. 104 .. T. 14	6 min. P. 92 .. T. 12 $\frac{1}{2}$
2 min. P. 88 .. T. 13 $\frac{1}{2}$	7 min. P. 88 .. T. 12 $\frac{1}{2}$
3 min. P. 96 .. T. 13	8 min. P. 84 .. T. 13
4 min. P. 92 .. T. 13	9 min. P. 84 .. T. 13
5 min. P. 88 .. T. 12 $\frac{1}{2}$	10 min. P. 84 .. T. 13

OBSERVATION XIX

Tension moyenne et instable

Bernard L..., 51 ans, artiste lyrique. Antécédents personnels : variole, rhumatismes. Maladie précédente : pneumonie. Début, 3 septembre 1905. Convalescence, 24 septembre.

Etat général affaibli. Pas de troubles vaso-moteurs.

29 septembre. — *Examen du cœur*. — Au repos : tachycardie légère ; éclat du deuxième bruit à l'orifice pulmonaire ; souffle systolique léger de la pointe se propageant vers l'aisselle. Pouls 88, plein, régulier ; T. 16 1/2.

Après exercice : Accélération plus vive ; dédoublement du deuxième temps ; arythmie. Pouls 112, plein, irrégulier ; T. 18.

Pouls après exercice

1 min. P. 96 .. T. 16 ½	6 min. P. 88 .. T. 14 ½
2 min. P. 92 .. T. 16	7 min. P. 90 .. T. 14 ½
3 min. P. 92 .. T. 16	8 min. P. 88 .. T. 15
4 min. P. 90 .. T. 15	9 min. P. 84 .. T. 15
5 min. P. 88 .. T. 14 ½	10 min. P. 84 .. T. 15 ½

7 octobre. — *Examen du cœur*. — Au repos : Souffle id. Pouls 78, plein, régulier ; T. 17.

Après exercice : Id. Pouls 102, plein, irrégulier ; T. 18.

Pouls après exercice

1 min. P. 84 .. T. 16	6 min. P. 84 .. T. 14 ½
2 min. P. 92 .. T. 15 ½	7 min. P. 80 .. T. 15
3 min. P. 80 .. T. 15 ½	8 min. P. 80 .. T. 15 ½
4 min. P. 84 .. T. 15	9 min. P. 78 .. T. 15 ½
5 min. P. 84 .. T. 14 ½	10 min. P. 78 .. T. 16

15 octobre (légère bronchite). — *Examen du cœur.* — Au repos : id. Pouls 90, plein, régulier ; T. 17.

Après exercice : Id. Pouls 110, plein, irrégulier ; T. 18 1/2.

Pouls après exercice

1 min. P. 84 .. T. 16			6 min. P. 84 .. T. 15		
2 min. P. 80 .. T. 15 ½			7 min. P. 84 .. T. 15		
3 min. P. 88 .. T. 14			8 min. P. 84 .. T. 15		
4 min. P. 88 .. T. 14 ½			9 min. P. 80 .. T. 15 ½		
5 min. P. 88 .. T. 14 ½			10 min. P. 80 .. T. 15 ⅜		

Observation XX

Tension moyenne avec forte hypotension d'effort qui va en s'atténuant

Morizot E... 23 ans, peintre. Antécédents personnels, paludisme, bronchites. Maladie précédente, fièvre typhoïde grave ; début, le 25 août 1905. Complications, hémorragies intestinales. Entrée en convalescence, 18 octobre.

État général très débilité, anémie profonde. Troubles vaso-moteurs accentués. Cyanose prompte des membres inférieurs dans la station debout, avec léger œdème. Dermographisme.

23 octobre. — *Examen du cœur.* — Au repos : Tachycardié ; Arythmie ; bruits assourdis ; premier bruit voilé et légèrement prolongé à la pointe ; souffle extra-cardiaque au foyer de l'artère pulmonaire. Pouls 96, petit, irrégulier ; T. 14.

Après exercice : Tachycardie très vive ; bruits assourdis ; arythmie et intermittence ; dédoublement du deuxième temps. Pouls 132, petit, irrégulier ; T. 16.

Pouls après exercice

1 min. P. 120 .. T. 13			6 min. P. 108 .. T. 11		
2 min. P. 114 .. T. 12 ½			7 min. P. 108 .. T. 10		
3 min. P. 114 .. T. 11			8 min. P. 105 .. T. 11		
4 min. P. 108 .. T. 12			9 min. P. 105 .. T. 11 ½		
5 min. P. 112 .. T. 11			10 min. P. 105 .. T. 12 ½		

30 octobre. — *Examen du cœur*. — Au repos : id. Pouls 102, irrégulier, petit ; T. 14 1/2.

Après exercice : Pouls 128, petit, irrégulier ; T. 15.

Pouls après exercice

1 min. P. 117 .. T. 13 ½	6 min. P. 96 .. T. 11 ½
2 min. P. 111 .. T. 14	7 min. P. 102 .. T. 12 ½
3 min. P. 108 .. T. 13	8 min. P. 102 .. T. 13
4 min. P. 105 .. T. 11 ½	9 min. P. 99 .. T. 13
5 min. P. 99 .. T. 12	10 min. P. 99 .. T. 13 ½

7 novembre. — *Examen du cœur*. — Au repos : id. cœur plus gros, presque normal. Pouls 105, régulier, petit ; T. 14 1/2.

Après exercice : Caractères moins accentués. Pouls irrégulier, petit ; T. 13 1/2.

Pouls après exercice

1 min. P. 120 .. T. 13	6 min. P. 90 .. T. 11 ½
2 min. P. 114 .. T. 12 ½	7 min. P. 96 .. T. 11 ½
3 min. P. 111 .. T. 11 ½	8 min. P. 96 .. T. 12
4 min. P. 102 .. T. 11	9 min. P. 102 .. T. 11 ½
5 min. P. 96 .. T. 12	10 min. P. 102 .. T. 12 ½

CHAPITRE V

Après l'examen des diverses modifications que présentent le cœur et le pouls dans les convalescences, est-il possible, en jetant un coup d'œil d'ensemble sur les phénomènes constants ou variables que nous avons énumérés, d'établir un type général de cœur et de pouls de convalescent ? En se plaçant dans des conditions semblables d'observations tel que l'examen du sujet, le matin au repos d'abord, après un exercice musculaire toujours le même ensuite, et le convalescent toujours placé dans la position horizontale, on peut arriver à grouper chez tous les convalescents observés un ensemble de phénomènes circulatoires communs qui permettent la description d'un cœur et d'un pouls de convalescent.

Une foule de conditions viennent ordinairement faire varier l'état de l'appareil circulatoire dans les convalescences. Pour ne citer que les principales, nous mentionnerons surtout les conditions individuelles, telles que l'âge, le sexe, le tempérament, la constitution et les antécédents pathologiques, le caractère, le plus ou moins de gravité de la maladie antérieure et le traitement. Mais ces modifications ne sont pas généralement si profondes et si spéciales dans chaque cas, qu'on ne puisse rencontrer à côté de particularités signalées antérieurement à propos de chaque convalescence, des phénomènes cardio-vasculaires communs à toutes.

C'est ainsi que le convalescent dont l'état général est ordinairement affaibli, appauvri, anémié, présente un appareil circulatoire qui se ressent de ces conditions par une irritabilité et une faiblesse toutes spéciales.

Le cœur se contracte encore énergiquement, mais il soutient mal l'énergie de ses contractions comme cela a été démontré par le phénomène de l'hypotension d'effort. La régularité de ses battements quand il est au repos, disparaît vite au moindre effort. Il devient alors irrégulier, arythmique et augmente considérablement le nombre de ses contractions.

Le cœur qui, sous cette influence, est presque bondissant, revient cependant vite à sa force et à sa fréquence primitives et parfois même reste un peu au dessous. Les différents bruits du cœur sont souvent altérés, surtout le premier, qui reste longtemps assourdi quand la forme de la maladie précédente a été grave et que le muscle cardiaque a été plus ou moins atteint par l'infection.

Le second bruit présente tantôt un éclat tout spécial au niveau de l'orifice pulmonaire, quand le sujet est en état d'instabilité de tension artérielle et d'éréthisme cardiaque momentanés.

A l'orifice aortique, le deuxième bruit est éclatant chez les hypertendus, déjà scléreux et reste normal chez tous les autres sujets.

Un caractère particulier aux convalescents est la fréquence et la promptitude du dédoublement du deuxième temps, sous l'influence d'exercices musculaires prolongés où d'inspirations profondes répétées. Ce dédoublement est un indice de l'instabilité dans la tension pulmonaire.

Les convalescents qu'une longue maladie a fortement anémiés présentent en général des souffles extra-cardiaques, dont le plus constant est apexien. Celui-ci disparaît avec le

retour des forces et dure rarement au delà d'une vingtaine
de jours.

Tels sont, en résumé, les caractères généraux du cœur
chez les convalescents dans la première quinzaine qui
suit la défervescence. Au fur et à mesure qu'on s'éloigne
du début de la convalescence et que le sujet reprend des
forces, toutes ces modifications se dissocient et finissent par
disparaître, si bien que le cœur recouvre ordinairement l'in-
tégrité de ses fonctions avant le troisième septénaire.

Le pouls de la convalescence est avant tout irrégulier ;
cette irrégularité peut porter sur le rythme le plus souvent,
mais aussi sur la fréquence. On sait déjà combien, dans ce
dernier cas, l'effort intervient directement. Mais en dehors de
toute influence morale ou physique le pouls reste en général
légèrement accéléré et, souvent même, lent.

Un des caractères du pouls chez le convalescent est sa facile dépressibilité, malgré sa force apparente. C'est qu'ici,
comme pour le cœur, ce vaisseau plus hautement différencié,
la contractibilité a perdu de sa force par le fait de la maladie
et l'artère facilement soulevée résiste mal à l'ondée sanguine
qu'elle traduit sans la transmettre dans toute sa force, ce
qui explique la faible tension et la facile dépressibilité.

Dans un chapitre précédent, on a vu l'influence de l'exercice sur le pouls des convalescents en particulier. Mais un
phénomène est ici constant, c'est l'augmentation plus considérable de l'accélération que dans l'état sain. L'explication
en a été déjà donnée, et, pour compléter ce caractère, il faut
ajouter que le pouls, primitivement faible, devient consécuti-
vement beaucoup plus petit et même filiforme et ne revient
que plus lentement à sa forme et à sa fréquence initiales que
chez l'homme sain.

Chez la plupart des sujets, on peut constater, dans la première semaine de la convalescence, alors que la tension est

basse ou en tous cas inférieure à la normale, un pouls dicrote. M. le professeur Oddo l'explique en disant qu'à cette
période vient se joindre à une certaine vitesse de la décontraction cardiaque un certain degré d'hypotension et une
grande élasticité des parois artérielles, augmentée chez certains par la diminution de la tonicité des muscles lisses des
vaisseaux.

En résumé, le pouls des convalescents en général est avant
tout irrégulier, souvent lent, quoique très variable comme
fréquence, et dicrote dans les premiers jours de la convalescence. Des diverses conditions qui le modifient ordinairement, l'effort seul réalise chez tous des modifications à peu
près semblables, qui ont été, du reste, exposées précédemment. Plus la convalescence s'avance, plus ces caractères s'atténuent pour disparaître en général avec le retour complet
à la santé, souvent même avant, lorsque le sujet a été auparavant légèrement atteint par la maladie.

En essayant d'établir, d'après les modifications précitées,
un type de cœur de convalescent, on peut dire que dans les
convalescences en général on trouve :

Cœur	*Pouls*
Faible.	Dépressible.
Irritable.	Faible.
Irrégulier.	Irrégulier.
Arythmique-	Accéléré au début et dicrote
Bruits assourdis, surtout le 1er.	Lent et ample.
Eclat du 2me bruit au niveau de l'orifice pulmonaire.	Instable.
Dédoublement du 2me temps dans inspirations profondes.	
Souffles apexiens chez sujets anémiés.	

CONCLUSIONS

Devant ces modifications de l'appareil cardio-vasculaire chez les convalescents il résulte que :

1° La diététique ne doit pas être le seul souci du clinicien au lendemain de la maladie ;

2° Que l'appareil circulatoire subissant constamment des modifications dans les convalescences, l'on doit consulter fréquemment le cœur et le pouls pour suivre les altérations qu'ils peuvent présenter suivant l'atteinte et la longueur de la maladie précédente ;

3° Que l'on doit faire l'épreuve de l'hypotension d'effort pour dépister l'éréthisme apparent chez les convalescents réellement hypotendus et faibles ;

4° Qu'on doit associer au régime alimentaire, un traitement tonique cardiaque spécial à chaque cas.

INDEX BIBLIOGRAPHIQUE

Layrisse (J.). — Considérations sur la convalescence qui succède aux maladies aiguës. Th. 1865.

Barrier. — Etude sur la convalescence des maladies aiguës. Th. 1865.

Janets Edin. — Considérations sur la convalescence des maladies aiguës et sur les accidents qu'elle peut présenter. Th. 1866.

Besnier Jules. — 1869. Tracés sphygmographiques *in* article « Convalescence » de Fernet (Nouveau Diction. de méd. et de chirurgie pratiques, t. IX).

Grimshaw. — The Lancet, 1867.

     — Sphygmographic observations on the Pulse of Typhus.

Graves. — Clinique médicale. Traduct. Jaccoud, t. I, p. 317 et suiv., 1870.

Lorain. — Pouls et température.

Charvot (E.). — Température, pouls, urines dans la crise et la convalescence de quelques pyrexies, pneumonie, fièvre typhoïde, rhumatisme articulaire. Th. Paris, 1872.

Rathery (F.-R). — Des accidents de la convalescence. Thèse de conc. d'agrég. Paris, 1875.

Giraud (M.). — Convalescence de la fièvre typhoïde, 1875.
Convalescence. Diction. Encyclop. et Nouv. Diction. de méd. et chir. pratiques.

Hutinel. — Convalescence et rechutes de la fièvre typhoïde. Thèse de conc. d'agrég. Paris, 1883.

Landouzy et Siredey. — Etude sur les localisations angio-cardiaques typhoïdiques, leurs conséquences immédiates, prochaines et éloignées.

TEIRLINCK. — L'arythmie de la convalescence de la fièvre typhoïde
(Belgique médicale, 1901).

BROMBERG. — Bruit de galop droit permanent. Th. Paris, 1894.

MOLLARD. — Les troubles cardiaques dans la convalescence de la fièvre typhoïde (Presse méd., 1900).

BACALOGLU CONSTANTIN. — Le cœur dans la fièvre typhoïde. Th.
Paris, 1900.

HUCHARD. — Consultations médicales. Traité des maladies du cœur et
des vaisseaux.

POTAIN. — Sphygmomanomètre et pression artérielle chez l'homme.
Arch. de Physiologie, 1889 et 1890.

TRIPIER ET DEVIC. — Sphygmomanométrie. Path. gén. de Bouchard,
t. IV.

POTAIN. — La tension artérielle dans les maladies.

ALEZAIS ET FRANÇOIS. — La tension artérielle dans la fièvre typhoïde.

GRASSET J. — Le pouls stable dans l'hypotension artérielle. Sem. méd.
1902, 16 avril, p. 129.

P. TEISSIER. — La pression artérielle dans la fièvre typhoïde (XIIIᵉ
Cong. intern. de Méd., Paris, 1900).

REYNAUD ET OLMER. — La pression artérielle et ses variations à l'état
de santé et dans les maladies. Gaz. des Hôp. de Paris, 1900.

M. A. STAHELIN. — Recherches sur l'influence du travail musculaire
sur le cœur chez les convalescents. Sem. médicale, 1900.

BOSC ET VEDEL. — La tension artérielle dans les maladies. Congr. de
Méd., 1904.

ODDO C. — Hyposthénie cardio-vasculaire chez les convalescents.
Hypotension d'effort. Bull. soc. méd. Hôp., Paris, 1905 ; Soc.
biol., 1905.

ODDO ET ACHARD. — Tension artérielle chez les convalescents. Soc. de
biologie, décembre 1905.

— Recherches sur la tension artérielle chez les convalescents. Pro-
vince médicale, 1906.

SERMENT

*En présence des Maîtres de cette Ecole, de mes chers condis-
ciples, et devant l'effigie d'Hippocrate, je promets et je jure, au
nom de l'Être suprême, d'être fidèle aux lois de l'honneur et de
la probité dans l'exercice de la Médecine. Je donnerai mes soins
gratuits à l'indigent, et n'exigerai jamais un salaire au-dessus
de mon travail. Admis dans l'intérieur des maisons, mes yeux
ne verront pas ce qui s'y passe; ma langue taira les secrets qui
me seront confiés, et mon état ne servira pas à corrompre les
mœurs ni à favoriser le crime. Respectueux et reconnaissant
envers mes Maîtres, je rendrai à leurs enfants l'instruction que
j'ai reçue de leurs pères.*

*Que les hommes m'accordent leur estime si je suis fidèle à mes
promesses ! Que je sois couvert d'opprobre et méprisé de mes
confrères si j'y manque !*